Henrike Arnold

Die Bedeutung des Oxidativen Stresses für Signalwege des TP-Rezeptors

Henrike Arnold

Die Bedeutung des Oxidativen Stresses für Signalwege des TP-Rezeptors

Isoprostane und Angiogenese

Südwestdeutscher Verlag für Hochschulschriften

Impressum/Imprint (nur für Deutschland/only for Germany)
Bibliografische Information der Deutschen Nationalbibliothek: Die Deutsche Nationalbibliothek verzeichnet diese Publikation in der Deutschen Nationalbibliografie; detaillierte bibliografische Daten sind im Internet über http://dnb.d-nb.de abrufbar.
Alle in diesem Buch genannten Marken und Produktnamen unterliegen warenzeichen-, marken- oder patentrechtlichem Schutz bzw. sind Warenzeichen oder eingetragene Warenzeichen der jeweiligen Inhaber. Die Wiedergabe von Marken, Produktnamen, Gebrauchsnamen, Handelsnamen, Warenbezeichnungen u.s.w. in diesem Werk berechtigt auch ohne besondere Kennzeichnung nicht zu der Annahme, dass solche Namen im Sinne der Warenzeichen- und Markenschutzgesetzgebung als frei zu betrachten wären und daher von jedermann benutzt werden dürften.

Verlag: Südwestdeutscher Verlag für Hochschulschriften GmbH & Co. KG
Dudweiler Landstr. 99, 66123 Saarbrücken, Deutschland
Telefon +49 681 37 20 271-1, Telefax +49 681 37 20 271-0
Email: info@svh-verlag.de

Zugl.: Hamburg, Universität Hamburg, Diss., 2010

Herstellung in Deutschland:
Schaltungsdienst Lange o.H.G., Berlin
Books on Demand GmbH, Norderstedt
Reha GmbH, Saarbrücken
Amazon Distribution GmbH, Leipzig
ISBN: 978-3-8381-2583-1

Imprint (only for USA, GB)
Bibliographic information published by the Deutsche Nationalbibliothek: The Deutsche Nationalbibliothek lists this publication in the Deutsche Nationalbibliografie; detailed bibliographic data are available in the Internet at http://dnb.d-nb.de.
Any brand names and product names mentioned in this book are subject to trademark, brand or patent protection and are trademarks or registered trademarks of their respective holders. The use of brand names, product names, common names, trade names, product descriptions etc. even without a particular marking in this works is in no way to be construed to mean that such names may be regarded as unrestricted in respect of trademark and brand protection legislation and could thus be used by anyone.

Publisher: Südwestdeutscher Verlag für Hochschulschriften GmbH & Co. KG
Dudweiler Landstr. 99, 66123 Saarbrücken, Germany
Phone +49 681 37 20 271-1, Fax +49 681 37 20 271-0
Email: info@svh-verlag.de

Printed in the U.S.A.
Printed in the U.K. by (see last page)
ISBN: 978-3-8381-2583-1

Copyright © 2011 by the author and Südwestdeutscher Verlag für Hochschulschriften GmbH & Co. KG and licensors
All rights reserved. Saarbrücken 2011

1. Gutachter: Prof. Dr. Hans-Jürgen Duchstein

2. Gutachter: Prof. Dr. Rainer H. Böger

Tag der Disputation: 07.01.2011

Man muss viel gelernt haben, um über das,
was man nicht weiß, fragen zu können.

Jean-Jacques Rousseau

Inhaltsverzeichnis

1	Einleitung	1
1.1	Oxidativer Stress	1
1.1.1	Reaktive Sauerstoffspezies (ROS) – Entstehung und Regulation	1
1.1.2	Physiologische Bedeutung von ROS	4
1.1.3	Pathophysiologie von ROS als Biomarker für Oxidativen Stress	6
1.2	Eisen und Oxidativer Stress	7
1.3	Isoprostane	9
1.3.1	Entstehung	9
1.3.2	Nomenklatur	10
1.3.3	Phytoprostane	12
1.3.4	Isoprostane - Marker für Oxidativen Stress	13
1.3.5	Biologische Aktivität der Isoprostane	16
1.3.6	Wirkungsmechanismus	17
1.4	Der Thromboxan A_2-Rezeptor	18
1.4.1	Vorkommen und Bedeutung	18
1.4.2	Signaltransduktion	19
1.4.3	Splice-Varianten	21
1.5	Angiogenese und VEGF	22
1.5.1	Rho-GTPasen und der Aktin-/Myosin-Aufbau	27
1.6	Zielsetzung	32
2	Methoden	33

2.1 Umklonierung des Plasmids zur Überexpression einer Mutante des TPβ-Rezeptors ... 33

    2.1.1 Herstellung chemisch kompetenter *Escherichia coli*-Zellen ... 33

    2.1.2 Transformation ... 33

    2.1.3 Präparation von Plasmid-DNA in kleinem Maßstab ... 34

    2.1.4 Präparation von Plasmid-DNA in großem Maßstab ... 34

    2.1.5 Restriktionsverdau ... 35

    2.1.6 Agarosegelelektrophorese ... 35

    2.1.7 Gelextraktion von DNA-Fragmenten ... 36

    2.1.8 Ligation von DNA-Fragmenten ... 37

    2.1.9 Verwendete Vektoren und *Escherichia coli*-Stämme ... 37

2.2 Zellkultur ... 39

    2.2.1 Verwendete Zelllinien ... 39

    2.2.2 Kultivierung der Zellen ... 40

    2.2.3 Stabile Transfektion von HEK293-Zellen ... 41

    2.2.4 Migration von Endothelzellen ... 42

    2.2.5 *Sprouting* (Aussprossung) von Endothelzellen ... 44

2.3 RNA-Analyse ... 47

    2.3.1 Isolation von RNA aus der Zellkultur ... 47

    2.3.2 Reverse Transkription ... 48

    2.3.3 Polymerase-Kettenreaktion (PCR) ... 49

2.4 Western Blot ... 53

    2.4.1 Proteingewinnung ... 53

    2.4.2 Proteinbestimmung ... 54

    2.4.3 Deglykosylierung ... 55

2.4.4	SDS-PAGE	55
2.4.5	Coomassie-Färbung	56
2.4.6	Blotten der Proteine	56
2.4.7	Blocken	57
2.4.8	Immunfärbung	57
2.5	Organbad	58
2.5.1	Präparation der Aorten- bzw. Arterienringe	59
2.5.2	Vasokonstriktion	60
2.5.3	Vasodilatation	61
2.6	*In vivo*-Modelle	62
2.6.1	Invasive Blutdruckmessung	62
2.6.2	Hämochromatose-Rattenmodell	63
2.7	8-iso-$PGF_{2\alpha}$-Extraktion aus dem 24h-Urin	68
2.7.1	Immunoaffinitätschromatographie	68
2.7.2	Derivatisierung der Proben	68
2.8	Albumin-Bestimmung im Rattenurin	69
2.9	Statistische Auswertung der experimentellen Arbeiten	69
3	**Ergebnisse**	**70**
3.1	Generierung der TP-Rezeptor-überexprimierenden Zelllinien	70
3.2	Charakterisierung der TP-Rezeptor-überexprimierenden Zelllinien	75
3.2.1	Qualitativer Nachweis der Expression der TP-Rezeptor-Isoformen mittels klassischer PCR	75
3.2.2	Quantifizierung der Überexpression der TP-Rezeptor-Isoformen mittels quantitativer *Real Time*-PCR	76
3.2.3	Nachweis der TP-Rezeptor-Isoformen mittels Western Blot	80

3.3 Nachweis des TP-Rezeptors und der RhoA/ROCK-*Downstream Targets* in den verwendeten Zelllinien 83

3.4 Einfluss verschiedener Isoprostane auf die VEGF-induzierte Migration von HDMECs 84

   3.4.1 F_2-Isoprostane der 15er- und 5er-Serie 84

   3.4.2 B_1- und F_1-Phytoprostane 86

3.5 Einfluss von Isoprostanen auf das VEGF-iduzierte *Sprouting* von HUVECs 89

   3.5.1 Induktion des *Sproutings* 89

   3.5.2 Effekt von U-46619 bzw. 8-iso-$PGF_{2\alpha}$ auf das VEGF- und bFGF-induzierte *Sprouting* 91

   3.5.3 Einfluss verschiedener F_2-Isoprostane der 5er-Serie auf das VEGF-induzierte *Sprouting* 93

   3.5.4 Einfluss von 8-iso-PGD_2 auf das VEGF-induzierte *Sprouting* 94

   3.5.5 Untersuchung der Bedeutung des RhoA/ROCK-Signalweges im Rahmen des VEGF-induzierten *Sprouting*s 95

   3.5.6 Untersuchung der Bedeutung des RhoA/ROCK-Signalweges bei der Blockade des VEGF-induzierten *Sprouting*s über den TP-Rezeptor 97

3.6 TP-Rezeptor-Isoformen: Unterschiede in der Phosphorylierung von Erk1/2 und S6 ribosomalem Protein durch 8-iso-$PGF_{2\alpha}$ 103

3.7 TP-Rezeptor-Isoformen: Unterschiede in der Phosphorylierung von Cofilin durch U-46619 bzw. 8-iso-$PGF_{2\alpha}$ 109

3.8 Effekte verschiedener Isoprostane auf isolierte Gefäße aus Ratte und Mensch (*ex vivo*) 112

   3.8.1 F_2-Isoprostane der 15er- und 5er-Serie 112

   3.8.2 B_1- und F_1-Phytoprostane 115

3.9 *In vivo*-Modelle 117

3.9.1 Invasive Blutdruckmessung 117

3.9.2 Hämochromatose-Rattenmodell 119

4 Diskussion 129

4.1 Einfluss von F_2-/D_2-Iso- und B_1-/F_1-Phytoprostanen auf wichtige Schritte der Angiogenese 130

4.1.1 F_2-/D_2-Isoprostane 130

4.1.2 B_1-/F_1-Phytoprostane 132

4.2 Gefäßaktivität von F_2-Iso- und B_1-/F_1-Phytoprostanen *ex vivo* 132

4.2.1 F_2-Isoprostane der 5er- und 15er-Serie 133

4.2.2 B_1-/F_1-Phytoprostane 133

4.3 8-iso-$PGF_{2\alpha}$ und Blutdruck *in vivo* 135

4.4 Auswirkungen von Oxidativem Stress und Isoprostanen *in vivo* 135

4.5 Der TP-Rezeptor und seine Splice-Varianten 138

4.6 Aktivierung von Signalwegen des TP-Rezeptors durch Isoprostane ..140

4.7 Interaktion des TP-Rezeptors mit der VEGF-induzierten Angiogenese 142

4.7.1 Cofilin und die Aktindynamik 143

4.7.2 *Myosin Light Chain* (MLC) und die Myosindynamik....................145

4.7.3 PTEN 148

4.8 Schlussfolgerung 149

5 Zusammenfassung.. 153

6 Anhang 156

6.1 Materialien 156

6.1.1 Substanzen 156

6.1.2 Zellen und Zellkulturmedien 161

6.1.3 Vektoren, Primer, Antikörper 162

	6.1.4	Verbrauchsmaterialien und Kits	163
	6.1.5	Laborgeräte	164
	6.1.6	Software	165
	6.1.7	Puffer und Lösungen	166
6.2		R- und S-Sätze	170
6.3		Abkürzungen	174
6.4		Abbildungsverzeichnis	179
6.5		Tabellenverzeichnis	183
6.6		Publikationen	184
7		**Literaturverzeichnis**	**185**
8		**Danksagung**	**204**

1 Einleitung

1.1 Oxidativer Stress

Sauerstoff ist essenziell für das Leben aerober Organismen, aber auch durch Bildung von reaktiven Sauerstoffspezies (ROS, *Reactive Oxygen Species*) für viele degenerative Erkrankungen verantwortlich. Sauerstoff ist ein zweiatomiges Molekül (O_2), dessen Reduktion zur Bildung von ROS führt. Die 1-Elektronen Reduktion von Sauerstoff führt schrittweise zur Bildung von Superoxid-Anionen ($O_2^{\bullet-}$), Hydrogenperoxid (H_2O_2) und Hydroxyl-Radikalen ($HO^{\bullet}$). Das Superoxid-Anion steht mit seiner protonierten Form, dem Hydroperoxyl-Radikal ($HO_2^{\bullet}$), im Gleichgewicht. Eine weitere ROS von biologischer Bedeutung stellt die hypochlorige Säure (HOCl) dar. Sie entsteht durch Oxidation von Chlorid und ihre Bildung wird durch das Enzym Myeloperoxidase (MPO) katalysiert. ROS dienen im biologischen System u.a. der Immunabwehr, sind aber auch in der Lage mit Lipiden, Proteinen oder DNA zu reagieren und die Funktion dieser Biomoleküle zu verändern. Diese Prozesse sind an der Alterung der Körperzellen und Krankheiten wie Krebs, Arthritis, Alzheimer oder kardiovaskulären Erkrankungen beteiligt (Cai et al. 2000, Madamanchi et el. 2005). Der menschliche Körper verfügt daher über wirksame Abwehr- und Reparaturmechanismen, wie z.B. antioxidative Enzymsysteme (siehe Abschnitt 1.1.1), um sich vor den schädlichen Wirkungen der ROS zu schützen. Ist dieses Gleichgewicht, die sog. Redoxhomöostase, durch vermehrte Bildung oder verminderten Abbau von ROS gestört und liegen diese daher vermehrt vor, spricht man vom „Oxidativen Stress" (Sies 1993, 1997).

1.1.1 Reaktive Sauerstoffspezies (ROS) – Entstehung und Regulation

Im Jahre 1954 postulierte Gerschmann erstmals, dass die Toxizität von Sauerstoff auf der Bildung reduzierter Formen von Sauerstoff beruht (Gerschmann et al. 1954). Die Entdeckung der Superoxid-Dismutase (SOD) durch McCord und Fridovich im Jahre 1969 zeigte, dass es physiologische

Mechanismen zur Regulation von ROS im Organismus gibt, was darauf schließen lies, dass ROS auch im gesunden Organismus ihre Funktion haben sollten (McCord et al. 1969). So wurde im Weiteren ein System aus pro- und anti-oxidativen Enzymen entdeckt, das physiologisch die Menge an ROS reguliert (**Abb. 1**).

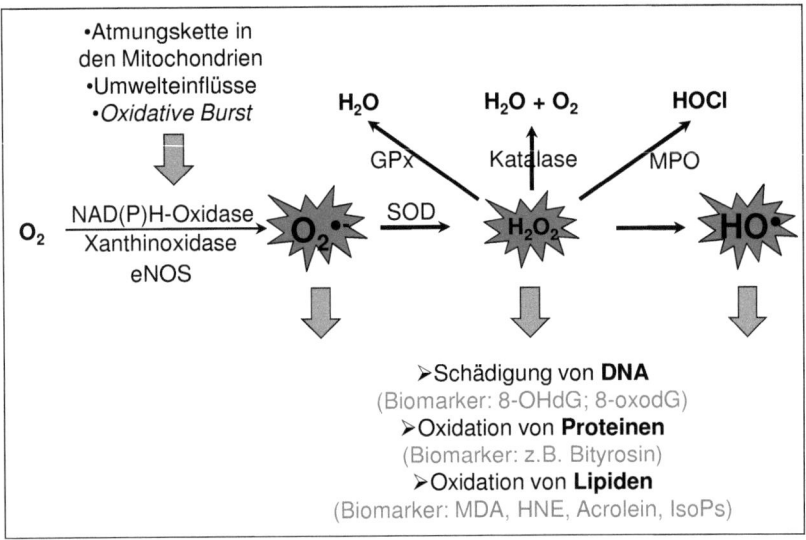

Abb. 1: Entstehung und Abbau von ROS und ihre Folgen. O_2, molekularer Sauerstoff; $O_2^{\bullet-}$, Superoxid; H_2O_2, Wasserstoffperoxid; $HO^{\bullet}$, Hydroxyl; eNOS, endotheliale NO-Synthase; SOD, Superoxiddismutase; MPO, Myeloperoxidase; GPx, Glutathionperoxidase; 8-OHdG, 8-Hydroxy-2´-deoxyguanosin; 8-oxodG, 8-oxo-7,8-dihydro-2´-deoxyguanosin; MDA, Malondialdehyd; HNE, 4-Hydroxynonenal; IsoPs, Isoprostane.

Superoxid-Radikale entstehen einerseits als Nebenprodukte der Reaktionen der Atmungskette in den Mitochondrien und andererseits durch Enzyme wie die NAD(P)H-Oxidase und die Xanthinoxidase. Man unterscheidet zwei Isoformen der NAD(P)H-Oxidasen: die vaskuläre NAD(P)H-Oxidase, die in Zellen der glatten Gefäßmuskulatur, Endothelzellen und adventitiellen Fibroblasten vorkommt, und die neutrophile NAD(P)H-Oxidase, die in Phagozyten vorkommt (Madamanchi et al. 2005). Das Superoxid-Anion disproportioniert in Gegenwart von SOD zu Wasserstoffperoxid und molekularem Sauerstoff (Dröge et al. 2002). Für die SOD sind drei Isoformen bekannt: Kupfer-Zink- (Cu,Zn-SOD), Mangan- (Mn-SOD) und extrazelluläre SOD (EC-SOD). Wasserstoffperoxid wird durch die Enzyme Katalase und Glutathionperoxidase (GPx) zu Wasser reduziert. Das Tripeptid Glutathion (GSH) nimmt eine Schlüsselrolle als „Redoxpuffer" (2GSH/GSSG) in der Aufrechterhaltung der Redoxhomöostase der Zelle ein. Es ist nicht nur Cofaktor vieler Enzyme, z.B. der GPx, sondern ist auch in der Lage, Antioxidantien wie Vitamin C und E durch Reduktion zu regenerieren (Valko et al. 2007). Der enzymatische Abbau von Wasserstoffperoxid durch die vor allem durch Phagozyten freigesetzte Myeloperoxidase (MPO) führt zur Bildung hypochloriger Säure (HOCl). Wasserstoffperoxid kann aber auch mit Metallkationen wie Fe^{2+} (Fenton-Reaktion **Abb. 2** (2)) oder Cu^+ nicht-enzymatisch zu den sehr reaktiven Hydroxyl-Radikalen (HO$^\bullet$) reagieren (Haber-Weiss-Reaktion; Kehrer et al. 2000; **Abb. 2** (3)).

$$Fe^{3+} + O_2^{\bullet-} \rightarrow Fe^{2+} + O_2 \quad (1)$$
$$Fe^{2+} + H_2O_2 \rightarrow Fe^{3+} + OH^- + OH^\bullet \quad (2)$$

Nettoreaktion: $\quad O_2^{\bullet-} + H_2O_2 \rightarrow O_2 + OH^- + OH^\bullet \quad (3)$

Abb. 2: Haber-Weiss-Reaktion.

Die Oxidation der mehrfach ungesättigten Fettsäure Arachidonsäure ($C_{20}H_{32}O_2$) durch Sauerstoff kann zur Bildung biologisch aktiver Fettsäureoxide führen. Wird diese Reaktion durch Enzyme wie die Cyclooxygenase (COX) oder Lipoxygenase (LOX) katalysiert, entstehen Prostaglandine, Thromboxan A_2 oder Leukotriene. Einige von ihnen sind in die Regulation von Gefäßtonus und Hämostase involviert. So katalysiert die COX im Gefäßendothel die Bildung von Prostacyclin, das zur Vasodilatation und zur Hemmung der Plättchenaggregation führt. Im Gegensatz dazu steht Thromboxan A_2, das zu Vasokonstriktion und Plättchenaggregation führt (Stocker et al. 2004).

Ein weiterer Regulator des Gefäßtonus ist Stickstoffmonoxid (NO$^\bullet$). Die Familie der NO-Synthasen (NOS; endothelial (eNOS, NOS3), neuronal (nNOS, NOS1) und induzierbar (iNOS, NOS2)) katalysiert, in Anwesenheit des Cofaktors 5,6,7,8-Tetrahydrobiopterin (BH_4), die Oxidation von L-Arginin zu L-Citrullin und dem Vasodilatator NO•. NO• zählt zu den reaktiven Stickstoffspezies (*RNS, Reactive Nitrogen Species*) und kann zu weiteren reaktiven Spezies reagieren. Unter pathophysiologischen Bedingungen, wie z.b. einem Mangel an L-Arginin oder dem Cofaktor BH_4, kann die eNOS auch Superoxid-Anionen generieren (Stocker et al. 2004, Madamanchi et al. 2005).

Unter Oxidativem Stress kann es auch zur Freisetzung der prosthetischen Häm-Gruppe aus dem Hämoglobin kommen (Gozzelino et al. 2010). Freies Häm kann die Produktion freier Radikale katalysieren. Um dies zu vermeiden, besitzen Zellen das Enzym Hämoxygenase (HO), das Häm zu Kohlenstoffmonoxid (CO), Biliverdin und zweiwertigem Eisen abbaut (Stocker et al. 2004). Biliverdin wird im Weiteren durch die Biliverdin-Reduktase zu Bilirubin reduziert und das Eisen an Ferritin gebunden und gespeichert (siehe Abschnitt 1.2). Die Hämoxygenase liegt in 3 Isoformen vor: HO-2 und HO-3 sind konstitutiv exprimiert, wohingegen die Expression von HO-1 u.a. durch Oxidativen Stress induziert wird (Stocker et al. 2004).

Über die Ernährung werden nicht-enzymatische Antioxidantien aufgenommen. Sie stehen auch als Nahrungsergänzung zur Vitamin-Supplementation zur Verfügung und wirken durch das Einfangen freier Radikale (z.B. Vitamin E / Tocopherol), durch bevorzugte Oxidation aufgrund eines geringeren Redoxpotentials (z.B. Vitamin C / Ascorbinsäure) oder durch die Beeinflussung körpereigener antioxidativer Enzymsysteme („synergistische Antioxidantien") (Schwedhelm et al. 2003, Nelson et al. 2006).

1.1.2 Physiologische Bedeutung von ROS

Die Bedeutung der ROS in der Zellalterung wurde bereits beschrieben. Darüber hinaus sind sie aber auch an der Abwehr von Pathogenen beteiligt. Hierbei werden Makrophagen und/oder Neutrophile Granulozyten durch bakterielle Lipopolysaccharide oder Zytokine wie Interferon-γ (IF-γ), Interleukin-1β (IL-1β) oder Interleukin-8 (IL-8) aktiviert. Aktivierte Makrophagen und Neutrophile Granulozyten können über die NAD(P)H-Oxidase und die MPO große Mengen an ROS bilden. Die massive Produktion von ROS wird auch als respiratorischer Ausbruch (*Oxidative Burst*) bezeichnet. Die durch die MPO gebildete hypochlorige Säure ist eines der stärksten physiologischen Oxidantien und antimikrobiell sehr wirksam.

Neben der Abwehr von Pathogenen spielen ROS eine Rolle als Signalmoleküle intrazellulärer Signalkaskaden z.B. in Fibroblasten, Endothelzellen, glatten Gefäßmuskelzellen (VSMC, *Vascular Smooth Muscle Cells*) und Kardiomyozyten (Clempus et al. 2006). Dienen sie als Signalmoleküle spricht man vom *Redox Signalling*. Im Vergleich zu Entzündungszellen beträgt die Superoxid-Produktion jedoch nur etwa ein Drittel in nicht-inflammatorischen Zellen. Darüber hinaus werden ROS in VSMCs nur intrazellulär gebildet. In Endothelzellen führt *Shear Stress* zur Stimulation der NAD(P)H-Oxidase-Aktivität (Dröge et al. 2002, Valko et al. 2007). Auch Thrombin, *Platelet-Derived Growth Factor* (PDGF), Tumornekrosefaktor-α (TNF-α) und Angiotensin II aktivieren die vaskuläre NAD(P)H-Oxidase (Stocker et al. 2004). IL-1, TNF-α und Plättchenaktivierender Faktor (PAF, *Platelet Activating Factor*) aktivieren die NAD(P)H-Oxidase in Fibroblasten.

Kommt es zu einer transienten Anreicherung bestimmter ROS in der Zelle führt dies zu Verschiebungen im Thio/Disulfid-Redoxstatus, was u.a. die Transkriptionsfaktoren AP-1 und NF-κB, Protein-Tyrosin-Kinasen, Kinasen der Src-Familie und JNK- und p38MAPK-Signalwege beeinflusst (Dröge et al. 2002, Stocker et al. 2004, Valko et al. 2007). Der Transkriptionsfaktor NF-κB (*Nuclear Factor-KappaB*) ist wichtig für die Immunantwort und reguliert Gene der Inflammation. AP-1 (*Activating Protein 1*) reguliert zusätzlich Gene, die in das Überleben, die Differenzierung und das Wachstum der Zelle involviert sind.

Nicht unerwähnt bleiben sollte die physiologische Bedeutung des wichtigsten Vertreters der Reaktiven Stickstoffspezies (RNS): des NO•. NO• ist vor allem für die Regulation des Gefäßtonus verantwortlich. Durch Aktivierung der löslichen Guanylylcyclase (sGC, *soluble Guanylate Cyclase*), was zur vermehrten Bildung von cGMP führt, reguliert es den Tonus der glatten Muskulatur und inhibiert die Plättchenadhäsion (Valko et al. 2007).

1.1.3 Pathophysiologie von ROS als Biomarker für Oxidativen Stress

Bestimmte ROS sind in der Lage DNA, Proteine und Lipide zu oxidieren. Dabei entstehen Verbindungen, die als Biomarker für oxidative Schäden, die mit speziellen Krankheiten in Verbindung gebracht werden, dienen können (**Abb. 1**). Da die direkte Messung von ROS aufgrund ihrer oft großen Reaktivität und kurzen Halbwertszeit schwierig ist, bieten Biomarker den Vorteil, dass sie zu einem späteren Zeitpunkt nach ihrer Entstehung gemessen werden können. Wie ROS können sie als Indikatoren für normale physiologische Prozesse, pathologische Zustände oder die Wirksamkeit einer Pharmakotherapie dienen (Dalle-Donne et al. 2006). Als Biomarker für ROS-induzierte DNA-Schäden und Karzinogenese sind 8-Hydroxy-2´-deoxyguanosin (8-OHdG) und 8-oxo-7,8-dihydro-2´-deoxyguanosin (8-oxodG) etabliert. Ihr Nachweis erfolgt im Urin mittels hochauflösender Flüssigkeitschromatographie (HPLC) mit elektrochemischer Detektion (EC), Gaschromatographie-Massenspektrometrie (GC-MS) oder Flüssigkeitschromatographie-Massenspektrometrie (LC-MS; Valavanidis et al. 2009). Die durch ROS verursachten Modifikationen von Aminosäuren in Proteinen können zum Verlust der Proteinfunktion/Enzymaktivität und einer erhöhten Empfindlichkeit gegenüber Proteolyse führen (Davies et al. 1987, Grune et al. 1997, Dröge et al. 2002). Als Biomarker für den durch Oxidativen Stress verursachten Proteinschaden dient das Dityrosin, das in Urin und Plasma nachweisbar ist (Giulivi et al. 2003). Die Peroxidation von Lipiden führt über die Zwischenstufe der Lipo-Peroxylradikale (ROO•) zu den Endprodukten Malondialdehyd (MDA), 4-Hydroxynonenal (HNE) und Acrolein. MDA ist mutagen und gilt ebenfalls als Biomarker für die Karzinogenese, wohingegen HNE nur eine schwache mutagene Wirkung besitzt, aber einen starken Einfluss auf Signaltransduktionswege hat. HNE gilt als Biomarker für kardiovaskuläre Erkrankungen, Alzheimer, Parkinson, Atherosklerose und Diabetes mellitus (Valko et al. 2007). Erhöhte Konzentrationen wurden auch in den Lungen von Rauchern mit und ohne COPD (*Chronic Obstructive Pulmonary Disease*) gefunden (Dalle-Donne et al. 2006). Die nicht-enzymatische, ROS-katalysierte Peroxidation der Arachidonsäure führt zur Bildung von Isoprostanen (IsoPs). Isoprostane sind derzeit der verlässlichste Biomarker für Oxidativen Stress (Dalle-Donne et al. 2006; siehe Abschnitt 1.1).

1.2 Eisen und Oxidativer Stress

Das Übergangselement Eisen ist essenziell für den Zellstoffwechsel fast aller Lebewesen auf der Erde und dennoch potentiell zytotoxisch (Aktories et al. 2005). Eine Eisenüberladung wird beim Menschen mit Organschäden wie Leberzirrhose, Diabetes und Kardiomyopathie und Krankheiten wie Arteriosklerose und Krebs in Verbindung gebracht (Salonen et al. 1992, Klipstein-Grobusch et al. 1999, Roest et al. 1999, Aessopos et al. 2001).

Eisen wird im oberen Dünndarm durch Enterozyten aus der Nahrung, wo es in Form von Eisen(III)-Hydroxidkomplexen vorliegt, oder als Hämin, einem Abbauprodukt von Hämoglobin und Myoglobin, resorbiert. Dreiwertiges Nonhäm-Eisen muss für die Resorption zunächst zu Fe^{2+} reduziert werden, z.B. durch beigegebene Reduktionsmittel oder durch eine Ferrireduktase in der Darmzellmembran. Fe^{2+}-Ionen werden dann durch das Transportprotein DMT1 (*Divalent Metal Transporter 1*) in die Darmzellen befördert. Das in den Enterozyten vorliegende zweiwertige Eisen wird entweder an Ferritin gebunden (sog. Depot-Eisen oder Ferritin-gebundenes Eisen) und so in Leber, Milz und Knochenmark gespeichert oder mit Hilfe eines basolateralen Eisentransportproteins, dem Ferroportin, in den Extrazellularraum geschleust und dort nach Oxidation zu dreiwertigem Eisen an Apotransferrin gebunden (sog. Funktions-Eisen oder Transferrin-gebundenes Eisen). Transferrin-gebundenes Eisen wird dann an die Bedarfsstellen im Organismus transportiert. Zuerst werden eisenhaltige Enzyme versorgt, danach das rote Knochenmark (Bildung von Hämoglobin) und die Muskulatur (Bildung von Myoglobin) (Aktories et al. 2005).

Eine wichtige Rolle in der Regulation des Eisen-Stoffwechsels spielt das Polypeptid Hepcidin (*Hepatic Bactericidal Protein;* Ganz 2004). Es wird in der Leber aus einer Vorstufe, dem Pro-Hepcidin, synthetisiert, durch das HAMP-Gen (HFE-2B) codiert und lässt sich in Blut und Urin nachweisen. Hepcidin bindet z.B. an das Eisentransportprotein Ferroportin in Enterozyten und in

Makrophagen, so dass kein Eisen mehr exportiert und im Blut an Transferrin gebunden werden kann. Durch Eisenüberladung des Organismus und chronische Entzündungsprozesse kann die Hepcidinbildung gesteigert werden, was die Eisenresorption im Darm und die -freisetzung aus den Makrophagen hemmt (Aktories et al. 2005, Nguyen et al. 2006).

Beim gesunden Erwachsenen wird die Eisenhomöostase durch Eisenaufnahme und –ausscheidung aufrechterhalten. Bei der hereditären Hämochromatose (HH), einer erblichen Eisenspeicherkrankheit, ist dieses Gleichgewicht gestört. Verglichen mit der "normalen" Eisenaufnahme von 1-2 mg bei Gesunden, nehmen Personen mit einer hereditären Hämochromatose 3-4 mg Eisen täglich auf. Der Gesamtkörpereisengehalt steigt dadurch von ca. 3–5 g (Normwert) auf bis zu 80 g. Bei der HH liegt ein genetisch bedingter Ausfall der Hepcidinsynthese in der Leber (Typ1-3) oder eine genetisch bedingte Wirkungslosigkeit von Hepcidin durch fehlende Internalisierung von Ferroportin im Enterozyten (Typ 4, "Ferroportinkrankheit") vor (Enns 2001). So kommt es zu einer vermehrten Eisenaufnahme von Nahrungseisen im oberen Dünndarm. Ist die Bindungskapazität von Transferrin erschöpft (ab ca. 60% Transferrin-Fe-Sättigung; normalerweise werden nur 20-50% Transferrin mit Eisen gesättigt), kommt es dabei zu sogenanntem "nicht-Transferrin-gebundenem Eisen" (*Non-Transferrin-Bound Iron,* NTBI) im Serum, das unabhängig von der Transferrin-Fe-Aufnahme (über den Transferrinrezeptor) sehr gut und evtl. ungehemmt in Zellen aufgenommen wird. Dem NTBI wird eine wichtige Rolle in der Pathologie der Eisenüberladung in der Leber (Folgen: Hepatomegalie, Zirrhose, erhöhtes Risiko für Leberzell-Karzinome), aber auch in Herz, Pankreas, Hypophyse, Nebenniere, Schilddrüse, Nebenschilddrüse, Haut sowie Gelenken zugeschrieben, da es in der Haber-Weiss-Reaktion ROS bilden kann (Dresow et al. 2008, **Abb. 2**). Bei allen Eisenüberladungserkrankungen (neben der Hämochromatose auch Transfusionssiderosen verschiedener Genese, *„Iron-Loading Anemias"* etc.) liegen ROS in erhöhter Konzentration vor (Dogné et al. 2005, Kom et al. 2006).

1.3 Isoprostane

1.3.1 Entstehung

Bereits im Jahre 1990 berichteten Morrow et al. von der Bildung Prostaglandin F_2 (PGF_2)-ähnlicher Substanzen durch eine COX-unabhängige, durch freie Radikale katalysierte Peroxidation von Arachidonsäure *in vivo* (Morrow et al. 1990). Weil diese Verbindungen Isomere des $PGF_{2\alpha}$ sind, wurden sie F_2-Isoprostane (F_2-IsoPs) genannt. Es konnten ebenfalls PGD_2- und PGE_2-ähnliche Substanzen *in vivo* nachgewiesen werden, die dementsprechend als D_2- und E_2-IsoPs bezeichnet wurden (**Abb. 3**).

Die Bildung der Isoprostane *in vivo* verläuft in Analogie zu der durch die COX katalysierten Bildung der Prostaglandine. Sie beginnt mit der Abspaltung eines H•-Radikals von der Arachidonsäure, was zur Bildung von drei resonanzstabilisierten Allyl-Radikalen führt. In Anwesenheit von molekularem Sauerstoff kommt es dann zur Bildung von sechs verschiedenen Peroxyl-Radikalen, von denen aber nur vier cyclisieren und so isomere, bicyclische Endoperoxide bilden können. Die Anlagerung eines weiteren Sauerstoff-Moleküls und eines Wasserstoff-Atoms führt zur Bildung der vier Hydroperoxide, die der Bildung des PGG_2 im Rahmen der Prostaglandin-Synthese entsprechen und daher auch G_2-IsoPs genannt werden. Eine Reduktion der G_2-IsoPs führt zur Entstehung der entsprechenden Hydroxide (H_2-IsoPs), was der durch die PGH_2-Synthase-katalysierten Reduktion des PGG_2 zu PGH_2 entspricht. Ausgehend von den vier regioisomeren H_2-IsoPs entstehen die F_2-, D_2- und E_2-IsoPs (Morrow et al. 1990, Cracowski et al. 2002).

In einem Oxidativen Stress-Tiermodell (Fütterung von Tetrachlorkohlenstoff, CCl_4) konnte gezeigt werden, dass die Bildung der Isoprostane *in vivo* verestert an Phospholipide erfolgt und sie erst dann durch Phospholipasen freigesetzt werden (Morrow et al. 1997).

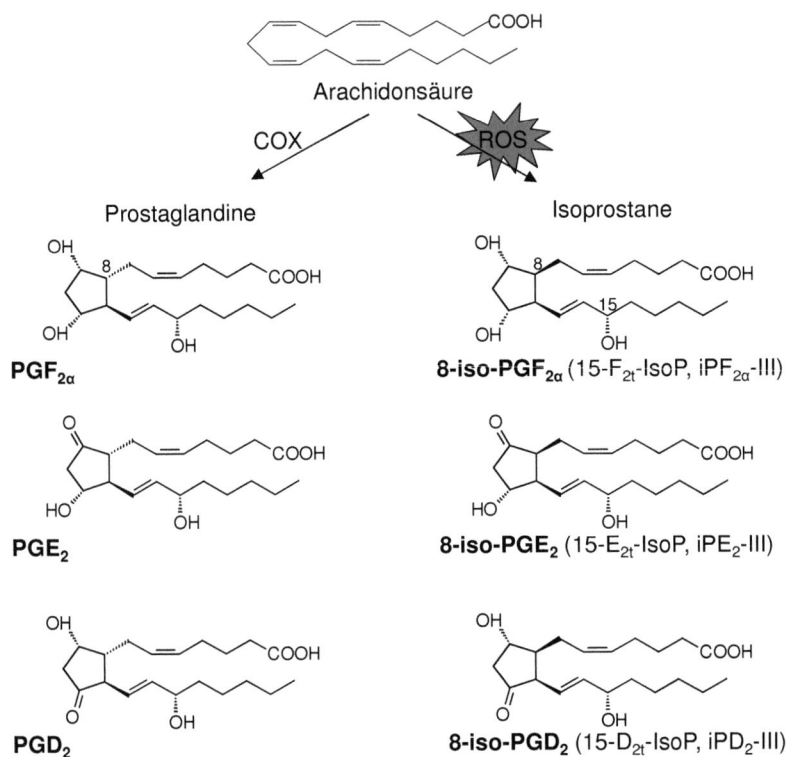

Abb. 3: Oxidationsprodukte der Arachidonsäure. COX, Cyclooxygenase; ROS, *Reactive Oxygen Species*; PG, Prostaglandine; PGF, Prostaglandin F; IsoP/iP, Isoprostane.

1.3.2 Nomenklatur

Die Isoprostane sind Isomere der Prostaglandine und unterscheiden sich von diesen durch die Stereochemie des C-8 am Cyclopentan-Ring (**Abb. 3**). Jede der drei Isoprostanklassen (F_2-, D_2-, E_2-IsoPs) besteht aus je vier Regioisomeren, die wiederum aus je acht racemischen Diastereomeren bestehen. Es können also 64 verschiedene F_2-, D_2- und E_2-IsoPs entstehen (Taber et al. 1997, Rokach et al. 1997;

Tab. 1). Für die Nomenklatur von Isoprostanen werden zwei verschiedene Nomenklatur-Systeme benutzt. Gemäß Taber et al. (1997) werden Isoprostane als IsoP abgekürzt. Das Carboxyl-C-Atom trägt die Bezeichnung C-1 und die Regioisomer-Klassen basieren auf der Nummer des C-Atoms der Seitenkette, an dem die Hydroxylgruppe sitzt. Es ergeben sich so vier Regioisomer-Klassen: Klasse I mit der OH-Gruppe an C-5 (5-IsoP), Klasse II entspricht 8-IsoP, Klasse III entspricht 12-IsoP und Klasse IV 15-IsoP. Das am Besten untersuchte Isoprostan ist 15-F_{2t}-IsoP, wobei die Abkürzung 2t für das Vorhandensein von 2 Doppelbindungen in den Seitenketten steht und t für die *trans*-Orientierung der Seitenketten des Cyclopentan-Rings in Relation zu den Hydroxylgruppen am Cyclopentan-Ring. Die Hydroxylgruppen am Cyclopentan-Ring stehen in *cis*-Stellung zueinander und zeigen nach unten (α). Entgegen den durch COX gebildeten PGs werden nicht-enzymatisch vorrangig IsoPs mit *cis*-orientierten Seitenketten zum Cyclopentan-Ring gebildet (Morrow et al. 1997). 15-F_{2t}-IsoP wird auch als 8-iso-$PGF_{2α}$ oder 8-*epi*-$PGF_{2α}$ bezeichnet (**Abb. 3**).

Nach Rokach et al. (1997) werden Isoprostane als iP abgekürzt. Die Nomenklatur basiert auf dem C-Atom, an dem die Arachidonsäure oxygeniert wird. So ergeben sich aufgrund der Oxygenierung folgende Typen: Oxygenierung an C-11 ergibt Typ III, an C-12 ergibt Typ IV, an C-8 ergibt Typ V und an C-9 ergibt Typ VI.

Tab. 1: Nomenklatur der Regioisomere der F_2-Isoprostane.

		Taber et al. (1997)		Rokach et al. (1997)
(Struktur mit Position 5)		Klasse I	5-F_2-IsoP	i$PF_{2\alpha}$-VI
(Struktur mit Position 8)		Klasse II	8-F_2-IsoP	i$PF_{2\alpha}$-IV
(Struktur mit Position 12)		Klasse III	12-F_2-IsoP	i$PF_{2\alpha}$-V
(Struktur mit Position 15)		Klasse IV	15-F_2-IsoP	i$PF_{2\alpha}$-III

1.3.3 Phytoprostane

Da Pflanzen nicht in der Lage sind Arachidonsäure zu synthetisieren, können weder Prostaglandine noch Isoprostane gebildet werden. Die vorherrschende mehrfach ungesättigte Fettsäure in Pflanzen ist die α-Linolensäure ($C_{18}H_{30}O_2$). Aus ihr werden auf enzymatischem Wege über die Zwischenstufe der Jasmonsäure sog. Jasmonate gebildet, eine Gruppe von Phytohormonen. Jasmonate haben viele biologische Funktionen, u.a. Wachstumshemmung, Stimulation der Wundreaktion oder Induktion von Wundfaktoren. Andererseits kann die α-Linolensäure, entsprechend der Bildung von Isoprostanen in Säugetieren, durch eine durch freie Radikale katalysierte Lipidperoxidation zu Phytoprostanen (PP) umgewandelt werden (Imbusch et al. 2000; **Abb. 4**). Die biologische Aktivität der Phytoprostane ist noch weitgehend unklar.

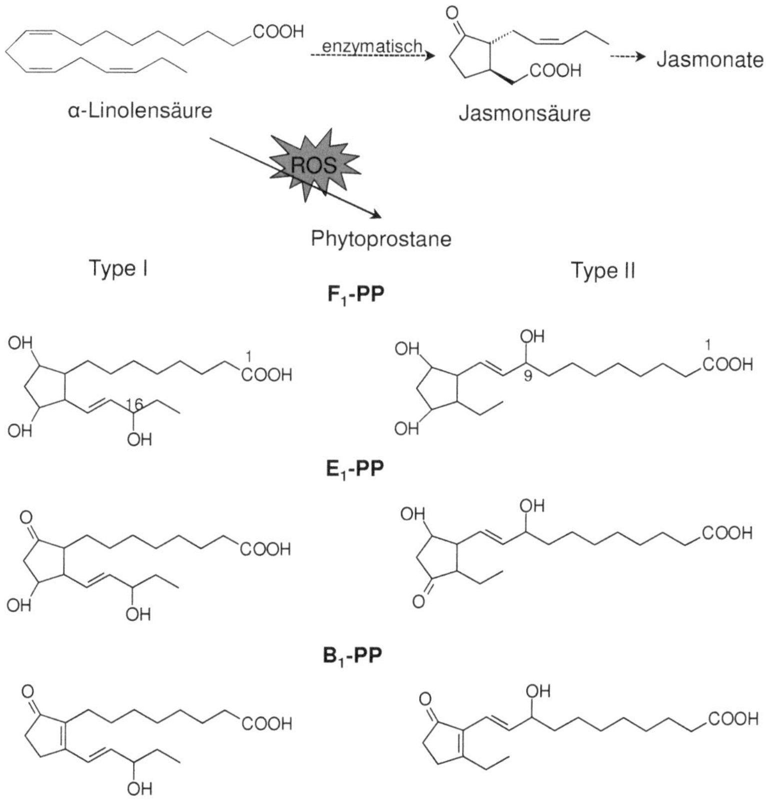

Abb. 4: Oxidationsprodukte der α-Linolensäure. ROS, *Reactive Oxygen Species*; PP, Phytoprostane; Nomenklatur nach Rokach et al. (1997).

1.3.4 Isoprostane - Marker für Oxidativen Stress

F_2-Isoprostane haben sich als Biomarker zur Messung von Oxidativem Stress *in vivo* etabliert, da sie (a) stabil in Körperflüssigkeiten und so nicht-invasiv messbar sind, (b) spezifische Produkte der radikalischen Peroxidation von Lipiden sind, (c) auch in allen gesunden biologischen Geweben und Flüssigkeiten in messbaren Mengen vorhanden sind und so die Definition eines Normalwertes ermöglichen, (d) keinen großen Tagesschwankungen unterliegen und nicht durch den Fettgehalt der Nahrung beeinflussbar sind und (e) ihre

Konzentration durch die Gabe von Antioxidantien beeinflussbar ist (Roberts et al. 2000, Cracowski et al. 2002, Dalle-Donne et al. 2006). Die Klasse der F_2-IsoPs ist am Besten untersucht und es konnte gezeigt werden, das zwar alle vier Regioisomer-Klassen *in vivo* nachweisbar sind, aber die F_2-IsoPs der 5er-(Klasse I) und 15er-Serie (Klasse IV) überwiegen (Waugh et al. 1997).

Die Messung von F_2-Isoprostanen als Marker erlaubt die Abschätzung des Ausmaßes an Oxidativem Stress bei verschiedenen Erkrankungen (**Tab. 2**). So konnten erhöhte Mengen an F_2-IsoPs sowohl bei Vorliegen der Risikofaktoren von kardiovaskulären Erkrankungen wie Rauchen (Morrow et al. 1995, Reilly et al. 1996), Hypercholesterinämie (Davi et al. 1997, Reilly et al. 1998), pulmonalem Hypertonus (Cracowski et al. 2001), Diabetes mellitus (Devaraj et al. 2001, Davi et al. 1999) und Adipositas (Keaney et al. 2003) gemessen werden als auch bei kardiovaskulären Erkrankungen selbst wie Atherosklerose (Praticò et al 1997, Gniwotta et al 1997) oder Koronarer Herzkrankheit (KHK) (Vassalle et al. 2003, Shishehbor et al. 2006, Wolfram et al. 2005). Unsere Arbeitsgruppe konnten sogar zeigen, dass die Messung von 8-iso-PGF$_{2\alpha}$ im Urin nicht nur als Marker für Oxidativen Stress gilt, sondern auch als sensitiver und unabhängiger Risikofaktor für KHK (Schwedhelm et al. 2004).

Tab. 2: Erkrankungen, die durch Messung von F_2-Isoprostanen mit erhöhtem Oxidativen Stress in Verbindung gebracht werden.

Erkrankung	Referenz
Kardiovaskuläre Erkrankungen	
Atherosklerose	Praticò et al. 1997
	Gniwotta et al. 1997
Ischämie / Reperfusionsschaden	Delanty et al. 1997
	Reilly et al. 1997
Koronare Herzkrankheit (KHK)	Vassalle et al. 2003
	Shishehbor et al. 2006
	Wolfram et al. 2005
	Schwedhelm et al. 2004
Herzinsuffizienz	Mallat et al. 1998

	Cracowski et al. 2000b
	Wolfram et al. 2005
Pulmonaler Hypertonus	Cracowski et al. 2001
Risikofaktoren für kardiovaskuläre Erkrankungen	
Rauchen	Morrow et al. 1995
	Reilly et al. 1996
Hypercholesterinämie	Davi et al. 1997
	Reilly et al. 1998
Diabetes mellitus	Devaraj et al. 2001
	Davi et al. 1999
Adipositas	Keaney et al. 2003
	Davì et al. 2002
Nierenerkrankungen	
Dialyse	Ikizler et al. 2002
Lungenkrankheiten	
Asthma	Montuschi et al. 1999
	Dworski et al. 1999
Chronisch obstruktive Lungenerkrankung	Montuschi et al. 2000a
	Praticò et al. 1998
Mukoviszidose	Montuschi et al. 2000b
	Ciabattoni et al. 2000
Neurologische Krankheiten	
Morbus Alzheimer	Praticò et al. 2000
	Montine et al. 2002
Multiple Sklerose (MS)	Mattsson et al. 2007
	Greco et al. 2000
Creutzfeldt-Jakob-Krankheit (CJK)	Greco et al. 2000
Leberkrankheiten	
Alkoholbedingte Leberschäden	Meagher et al. 1999
Hereditäre Hämochromatose	Kom et al. 2006
Entzündliche Erkrankungen	
Rheumatoide Arthritis	Basu et al. 2001

1.3.5 Biologische Aktivität der Isoprostane

Isoprostane sind aber nicht nur Marker (siehe Abschnitt 1.3.4), sondern auch Mediatoren des Oxidativen Stresses, da sie selbst eine biologische Aktivität besitzen (Montuschi et al. 2004; **Abb. 5**). Sie scheinen somit pathophysiologische Mediatoren des oxidativen Schadens zu sein. Dabei sind ihre Effekte von der jeweiligen Verbindung, der Spezies und dem Gewebe abhängig und dementsprechend vielfältig und müssen für jedes Isoprostan getrennt untersucht werden. Das IsoP, dessen biologische Aktivität am Besten untersucht ist, ist 8-iso-PGF$_{2\alpha}$ (15-F$_{2t}$-IsoP, 8-*epi*-PGF$_{2\alpha}$). Es ist ein potenter Vasokonstriktor in verschiedensten Spezies und Gefäßen. In Aorten- und Pulmonalarterien-Ringen von Ratten (Wagner et al. 1997), in Koronararterien von Schweinen und Rindern (Kromer et al. 1996) und auch in humaner *Arteria mammaria interna* (Cracowski et al. 2000a). In Rattennieren beeinflusst 8-iso-PGF$_{2\alpha}$ durch konstriktorische Effekte an preglomerulären und evtl. mesangialen glatten Muskeln die glomeruläre Mikrozirkulation (Takahashi et al. 1992). 8-iso-PGF$_{2\alpha}$ stimuliert Endothelzellen zur Bindung von neutrophilen Granulozyten und Monozyten, ein entscheidender Schritt in der Entwicklung atherosklerotischer Plaques (Zahler et al 1999, Leitinger et al. 2001). Es moduliert die Plättchenaggregation (Khasawneh et al. 2008) und stimuliert die Zellproliferation und die Endothelin-1 (ET-1)-Expression in Endothelzellen (Yura et al. 1999). All diese Veränderungen spielen für die Pathophysiologie der Arteriosklerose eine entscheidende Rolle (Stocker et al. 2004, Dogné et al. 2005). Außerdem konnte unsere Arbeitsgruppe zeigen, dass IsoPs die *Vascular Endothelial Growth Factor* (VEGF)-induzierte Zellmigration und die Kapillarröhrenbildung von Endothelzellen *in vitro* und die Angiogenese *in vivo* hemmen (Benndorf et al. 2008).

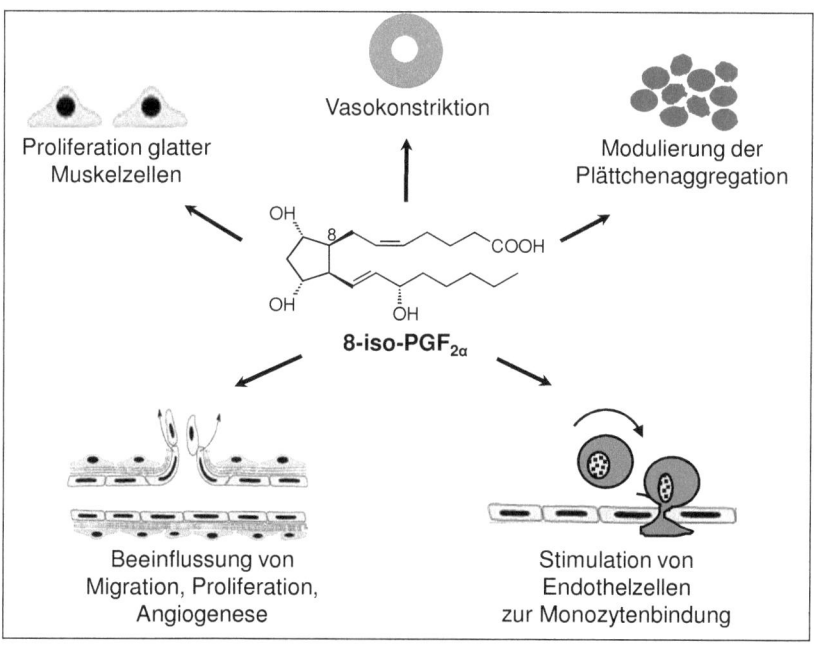

Abb. 5: Biologische Aktivität von 8-iso-PGF$_{2\alpha}$.

1.3.6 Wirkungsmechanismus

Verschiedene Mechanismen der Isoprostanwirkung werden diskutiert, darunter die Aktivierung von Thromboxan A$_2$ (TP)- Rezeptoren (Tang et al. 2005, Kom et al. 2006, Benndorf et al. 2008). Durch Zugabe des TP-Rezeptor-Antagonisten SQ-29548 konnte u.a. die durch IsoPs verursachte Hemmung der VEGF-induzierten Zellmigration und Kapillarröhrenbildung von Endothelzellen aufgehoben werden (Benndorf et al. 2008). Und auch die vasokonstriktorischen Eigenschaften der IsoPs *in vivo* sind in der TP$^{-/-}$-Maus nicht mehr vorhanden (Audoly et al. 2000). Im Gegensatz zum Thromboxan A$_2$ (TxA$_2$), das nur eine kurze Halbwertszeit (ca. 30 Sekunden) *in vivo* hat, stellen die Isoprostane wichtige stabile TP-Rezeptor-Agonisten, besonders im pathophysiologischen Zustand des Oxidativen Stresses, dar (Folco et al. 1977, Morrow et al. 1997). Der Aktivierung des TP-Rezeptors durch Isoprostane scheint somit eine ähnliche biologische Bedeutung zuzukommen wie seiner Aktivierung durch TxA$_2$.

1.4 Der Thromboxan A$_2$-Rezeptor

1.4.1 Vorkommen und Bedeutung

Der TP (*Thromboxane Prostanoid*)-Rezeptor kommt in vielen verschiedenen Organsystemen vor und ist als G-Protein-gekoppelter Rezeptor (engl. GPCR, *G Protein-Coupled Receptor*) in Zellmembranen lokalisiert (Huang et al. 2004). **Tab. 3** gibt einen kurzen Überblick über das Vorkommen des TP-Rezeptors in Organen/Geweben und Zellen/Zelllinien, die für den Inhalt dieser Arbeit interessant sind.

Tab. 3: Vorkommen des TP-Rezeptors.

	Referenz
Organe/Gewebe	
Aorta	Borg et al. 1994
Gehirn	Borg et al. 1994
Herz	Stahl et al. 1986
Niere	Bresnahan et al. 1996
Zellen/Zelllinien	
Endothelzellen	Raychowdhury et al. 1994
Glatte Muskelzellen	Miggin et al. 1998
Kardiomyozyten	Li Y et al. 1997
Plättchen	Ushikubi et al. 1989

Als physiologischer Agonist des TP-Rezeptors gilt das TxA$_2$. TxA$_2$ ist ein Prostanoid, das vor allem in Thrombozyten und Makrophagen durch die COX1 aus Arachidonsäure über die Zwischenstufe PGH$_2$ gebildet wird. TxA$_2$ bewirkt über den TP-Rezeptor in Thrombozyten eine Aktivierung der Thrombozytenaggregation und in glatten Muskelzellen eine Vasokonstriktion. Der natürliche Gegenspieler ist das vom Endothel gebildete blutgerinnungshemmende und vasodilatierende Prostacyclin (PGI$_2$). So verwundert es nicht, dass der TP-Rezeptor in viele pathophysiologische Vorgänge involviert ist. $TP^{-/-}$-Mäuse zeigen z.B. einen Defekt in der Thrombozytenaggregation und eine veränderte Hämostase (Thomas et al. 1998). Zudem konnte in einer Studie gezeigt werden, dass die Verteilung und Dichte des TP-Rezeptors im humanen kardiovaskulären System mit kardiovaskulären Erkrankungen in Verbindung steht (Katugampola et al. 2001).

1.4.2 Signaltransduktion

Der TP-Rezeptor zählt zu den G-Protein-gekoppelten Rezeptoren vom Rhodopsin-Typ. Diese heptahelikalen Rezeptoren besitzen sieben transmembranäre α-Helices sowie einen extrazellulären Aminoterminus und einen intrazellulären Carboxyterminus. An der Innenseite der Plasmamembran koppeln sie an GTP-hydrolysierende Proteine, kurz G-Proteine, die aus drei Untereinheiten, einer G-Protein-α-Untereinheit (Gα) und einer G-Protein-βγ-Untereinheit (Gβγ) bestehen. Die verschiedenen heterotrimeren G-Proteine werden nach ihren α-Untereinheiten in Klassen eingeteilt. Verschiedene G-Protein-Klassen sind bekannt (u.a. $G_{i/o}$, $G_{q/11}$, G_s und $G_{12/13}$), die an den TP-Rezeptor koppeln und dann verschiedenste Signalkaskaden aktivieren können (**Abb. 6**). Dazu gehören die *Second Messenger*-Systeme Inositol-triphosphat (IP_3) und Diacylglycerol (DAG), cAMP, kleine G-Proteine (Ras, Rho, Cdc42) und Phosphoinositid-3-Kinase (PI3K) (Huang et al. 2004). Die aktivierten Signalkaskaden variieren sowohl Zell- als auch Organ-spezifisch.

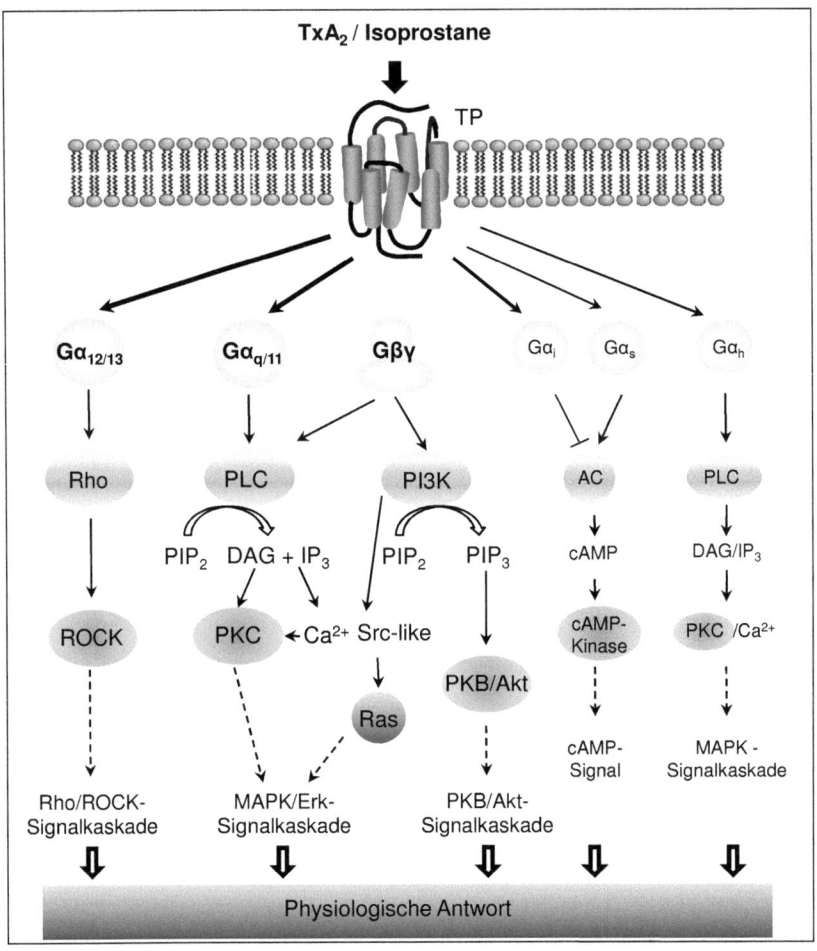

Abb. 6: Thromboxan A_2 (TP)-Rezeptor-Signalwege im Überblick. Gα bzw. Gβγ, α- bzw. βγ-Untereinheit des GTP-hydrolysierenden Proteins; Rho, *Ras Homologue*; ROCK, Rho Kinase; PLC, Phospholipase C; PIP_2, Phosphatidylinositol-4,5-biphosphat; PIP_3, Phosphatidylinositol-3,4,5-triphosphat; DAG, Diacylglycerol; IP_3, Inositol-1,4,5-triphosphat; PKC, Proteinkinase C; PI3K, Phosphoinositid-3-Kinase; Ras, *Rat Sarcoma*; PKB/Akt, Proteinkinase B; AC, Adenylylcyclase; cAMP, cyclisches

Adenosinmonophosphat; MAPK, *Mitogen-Activated Protein Kinase*; Erk, *Extracellular-regulated Kinase*.

1.4.3 Splice-Varianten

Der TP-Rezeptor wird durch das TBXA2R-Gen auf Chromosom 19p13.3 codiert (Miggin et al. 1998). Durch alternatives Splicen der mRNA entstehen zwei Isoformen des TP-Rezeptors, die die ersten 328 AS gemeinsam haben und sich nur in ihrem cytosolischen Carboxyterminus unterscheiden (15 AS bei TPα, aber 79 AS bei TPβ; Miggin et al. 1998). Die mRNA der α-Variante ist 2619 bp (TBXA2Rα, NM_001060) groß und besteht aus 3 Exons und 2 Introns (**Abb. 7**). Durch alternatives Splicen geht daraus die β-Variante des TBXA2R-Gens hervor, die nur 1959 bp (TBXA2Rβ, NM_201636) groß ist. Der codierende Bereich der α-Variante (TBXA2Rα) ist 1031bp (bp 388–1419) groß und codiert für das kleinere, 343 AS-große Protein (TPα; NP_001051), das vorrangig in Plazenta und Plättchen vorkommt (Hirata et al. 1991). Der codierende Bereich der β-Variante (TBXA2Rβ) ist 1223 bp (bp 388–1611) groß und codiert somit für die größere TP-Rezeptor-Isoform mit 407 AS (TPβ; NP_963998). Der TPβ-Rezeptor wird auch endothelialer TP-Rezeptor genannt (Raychowdhury et al. 1994, Miggin et al. 1998, Huang et al. 2004; **Abb. 7**).

Durch den unterschiedlich langen Carboxyterminus, der intrazellulär liegt und somit für die Signalweiterleitung nach der Aktivierung des TP-Rezeptors zuständig ist, könnten durch die verschiedenen TP-Rezeptor-Isoformen auch unterschiedliche Signalkaskaden aktiviert werden.

A TBXA2Rα (NM_001060)

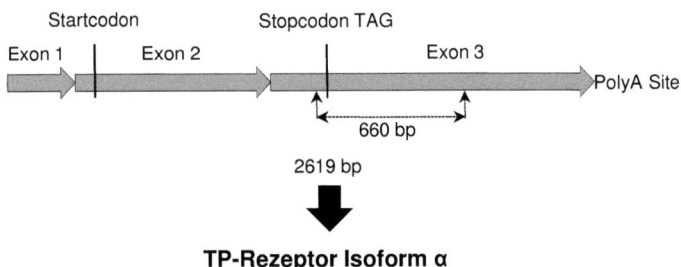

TP-Rezeptor Isoform α
(TPα; NP_001051)
343 AS

mwpngsslgpcfrptnitleerrliaspwfaasfcvvglasnllalsvlagarqggshtrssfltflcglvltdflgllvtgti
vvsqhaalfewhavdpgcrlcrfmgvvmiffglsplllgaamaserylgitrpfsrpavasqrrawatvglvwaaa
lalgllpllgvgrytvqypgswcfltlgaesgdvafgllfsmlgglsvglsfllntvsvatlchvyhgqeaaqqrprdse
vemmaqllgimvvasvcwlpllvfiaqtvlrnppamspagqlsrttekelliylrvatwnqildpwvyilfrravlrrlq
prlstrpr*slslqpqltqrsglq*

B TBXA2Rβ (NM_201636)

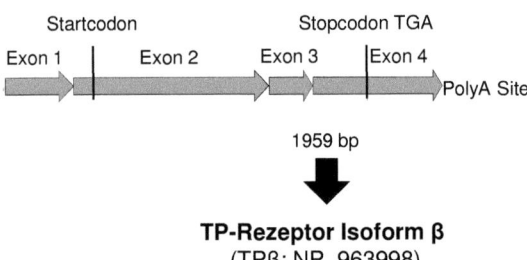

TP-Rezeptor Isoform β
(TPβ; NP_963998)
407 AS

mwpngsslgpcfrptnitleerrliaspwfaasfcvvglasnllalsvlagarqggshtrssfltflcglvltdflgllvtgti
vvsqhaalfewhavdpgcrlcrfmgvvmiffglsplllgaamaserylgitrpfsrpavasqrrawatvglvwaaa
lalgllpllgvgrytvqypgswcfltlgaesgdvafgllfsmlgglsvglsfllntvsvatlchvyhgqeaaqqrprdse
vemmaqllgimvvasvcwlpllvfiaqtvlrnppamspagqlsrttekelliylrvatwnqildpwvyilfrravlrrlq
prlstrpr*rsltlwpsleysgtisahcnlrlpgssdsrasasraagitgvshcarpcmlfdpefdllagvqllpfepptg
kalsrkd*

Abb. 7: mRNA- und Proteinsequenzen der Splice-Varianten des TP-Rezeptors.

1.5 Angiogenese und VEGF

Für die Aufrechterhaltung normaler Gewebefunktionen ist die ausreichende Versorgung mit Sauerstoff über Blutgefäße von essenzieller Bedeutung

(Carmeliet 2000, 2003, 2005). Bei der Entstehung von Blutgefäßen unterscheidet man die Vaskulogenese, die Neubildung von Blutgefäßen aus endothelialen Vorläuferzellen (Angioblasten), von der Angiogenese und Arteriogenese. Als Angiogenese bezeichnet man das Wachstum von kleinen Blutgefäßen, sog. Kapillaren, und als Arteriogenese die Ausbildung von kleinen Arteriolen und Arterien aus bereits bestehenden Blutgefäßen (Carmeliet 2000, 2005). Die Ausbildung des Lymphsystems wird Lymphangiogenese genannt (Carmeliet 2005). Spielt die Vaskulogenese vor allem in der Embryonalentwicklung eine Rolle, so herrscht die Angiogenese im adulten Leben vor (Carmeliet 2000). Es existiert ein feines Gleichgewicht zwischen pro- und anti-angiogenen Faktoren, dessen Störung zu pathologischen Zuständen führt (Carmeliet 2005, Conway et al. 2001). Eine gesteigerte Angiogenese liegt vor bei malignen und inflammatorischen Zuständen wie Krebs, Psoriasis, Arthritis oder Makuladegeneration. Ein vermindertes Gefäßwachstum in Herz oder Gehirn fördert Ischämien und kann zur Neurodegeneration, Bluthochdruck, Präeklampsie, Herz- oder Lungeninsuffizienz führen (Carmeliet 2003, 2005). Therapeutische pro- oder anti-angiogene Strategien wurden in den letzten Jahren vor allem im Rahmen der Unterstützung der Revaskularisierung von ischämischem Gewebe und der Hemmung der Angiogenese im Rahmen von Krebs- oder Augenerkrankungen entwickelt.

Die Angiogenese verläuft in mehreren Schritten. Sie beginnt mit einer durch NO• vermittelten Vasodilatation und verstärkten endothelialen Permeabilität, die normalerweise durch Angiopoietin-1 (Ang1), einen Liganden des endothelialen Tie2-Rezeptors, verhindert wird. Ang2, ein weiteres Mitglied der Angiopoietin-Familie, führt im Weiteren zum Verlust der interendothelialen Zellkontakte und zum Aufbrechen der subendothelialen Zellschicht (glatte Muskelzellen in großen Gefäßen, Perizyten in kleinen Gefäßen und Kardiomyozyten im Herzen) und Matrix (**Abb. 8A**). Der Abbau der extrazellulären Matrix wird durch eine Reihe von Proteinasen, sog. Matrix-Metalloproteinasen (MMPs), unterstützt, die auch zur Freisetzung von Wachstumsfaktoren wie *basic Fibroblast Growth Factor* (bFGF), VEGF und *Insulin-like Growth Factor-1* (IGF-1) aus der Matrix führen (Nelson et al. 2000, Conway et al. 2001; **Abb. 8**B). Nun ist der Weg frei zur Proliferation und Migration der Endothelzellen (Carmeliet 2000, Conway et al. 2001; **Abb. 8C**). Obwohl bei der Angiogenese auch subendotheliale Zellen und Matrixkomponenten eine entscheidende Rolle spielen, steht in dieser Arbeit die Endothelzelle im Vordergrund.

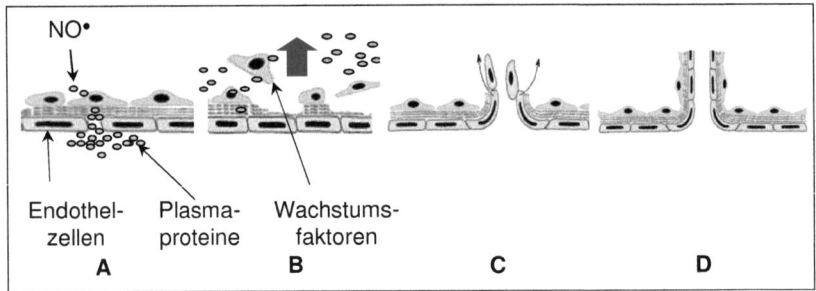

Abb. 8: Schritte der Angiogenese. (A) NO• vermittelt die Vasodilatation und erhöht die Gefäßpermeabilität, MMPs aus der extrazellulären Matrix (B) unterstützen die Freisetzung von Wachstumsfaktoren, (C) was die Proliferation und Migration der Endothelzellen fördert, (D) Auflagerung von Muskelzellen und extrazellulärer Matrix auf die neue Endothelzellschicht vervollständigt das neue Gefäß.

Eine Schlüsselrolle in der physiologischen, aber vor allem auch der pathophysiologischen Angiogenese, nimmt der Wachstumsfaktor VEGF ein (Ferrara et al. 2003). Auch im Rahmen der Vaskulogenese und Lymphangiogenese spielt er eine Rolle (Holmes et al. 2007). Zur VEGF-Familie gehören VEGF-A, B, C, D, E und PlGF (*Placental Growth Factor*). Durch alternatives Splicen entstehen sechs verschiedene VEGF-A-Isoformen: VEGF-A_{121}, VEGF-A_{145}, VEGF-A_{165}, VEGF-A_{183}, VEGF-A_{189} und VEGF-A_{206}, von denen VEGF-A_{165} (im Weiteren nur VEGF genannt), die biologisch aktivste Form ist (Zachary et al. 2001, Holmes et al. 2007). Da das VEGF-Gen ein *Hypoxia Response Element* (HRE) enthält, führt Hypoxie zu einer schnellen und langanhaltenden Erhöhung der VEGF-mRNA Level (Holmes et al. 2007). Die Mitglieder der VEGF-Familie binden an drei Rezeptortyrosinkinasen (RTKs): VEGF-Rezeptor 1 (VEGFR1; *Fms like-Tyrosine Kinase* (Flt)-1), VEGFR2 (*Kinase Domain Region* (KDR)/*Foetal Liver Kinase-1* (Flk-1)) und VEGFR3 (Flt-

4) (Holmes et al. 2007). VEGFR1 ist auf haematopoetischen Stammzellen, Monozyten, Makrophagen und vaskulären Endothelzellen exprimiert. VEGFR2 auf vaskulären und lymphatischen Endothelzellen und VEGFR3 nur auf lymphatischen Endothelzellen. Da VEGFR3 auch nur VEGF-C und –D erkennt und nur für die Lymphangiogenese von Bedeutung ist, spielt er für diese Arbeit keine Rolle (Holmes et al. 2007). VEGF bindet sowohl an VEGFR1 als auch, mit weitaus größerer Affinität, an VEGFR2 (Zachary et al. 2001, Holmes et al. 2007). Außerdem interagiert VEGF mit einer Familie von Corezeptoren, den Neuropilinen (NRP-1 und -2). Die Coexpression von NRP-1 mit VEGFR2 erhöht die Bindung von VEGF um das 4-fache (Ferrara et al. 2003, Zachary et al. 2001). Die positiven Effekte von VEGF auf Proliferation, Migration, Überleben und Angiogenese von Endothelzellen werden ausschließlich über den VEGFR2 vermittelt. Der VEGFR1 übt vor allem einen sog. *„Decoy"*-Effekt aus, da er durch Bindung von VEGF dessen Interaktion mit VEGFR2 verhindert und damit die Aktivität von VEGF auf das vaskuläre Endothel negativ beeinflusst (Ferrara et al. 2003). Die Zellproliferation wird über einen Ras/MAPK-Weg vermittelt. Die Aktivierung von Erk (*Extracellular-Regulated Kinase*) verläuft vorwiegend über eine Ras/Raf-Aktivierung und über PLC, was zur Entstehung von IP_3 und DAG und damit zur PKC-Aktivierung und Ca^{2+}-Mobilisierung führt. Dieser Erk-Signalweg ist auch für die pro-migrativen Effekte von VEGF verantwortlich. Über einen PI3K/Akt-Signalweg wird das Überleben der Endothelzellen reguliert. Diese Akt/PKB-Aktivierung führt auch, neben einer direkten Induktion über PLC und Ca^{2+}, zu einer eNOS-Aktivierung und damit $NO^{\bullet}$-Produktion, was zur Vasodilatation und zur Erhöhung der Gefäßpermeabilität führt – zwei entscheidende Schritte zu Beginn der Angiogenese (Kanno et al. 2000, Zachary et al. 2001, Holmes et al. 2007; **Abb. 9**).

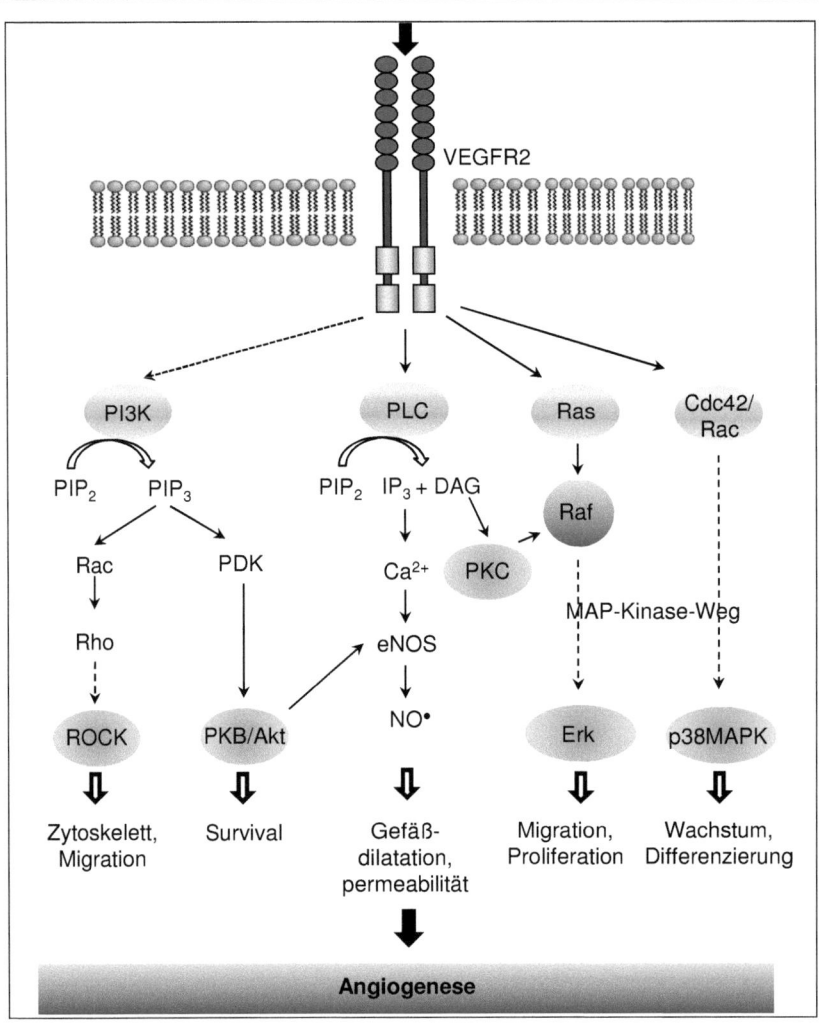

Abb. 9: Die Signalwege des VEGF-Rezeptors 2 (VEGFR2). PI3K, Phosphoinositid-3-Kinase; PIP_2, Phosphatidyl-inositol-4,5-biphosphat; PIP_3, Phosphatidylinositol-3,4,5-triphosphat; Rac, *Ras-related C3 Botulinum Substrate*, Rho, *Ras Homologue*; ROCK, Rho Kinase; PLC, Phospholipase C; DAG, Diacylglycerol; IP_3, Inositol-1,4,5-triphosphat; PKC, Proteinkinase C; eNOS, endotheliale NO-Synthase; NO•, Stickstoffmonoxid; Ras, *Rat Sarcoma*; Raf, *Rat Fibrosarcoma*; Erk, *Extracellular-regulated Kinase;* Cdc42, *Cell*

Division Cycle 42; p38MAPK, p38-*Mitogen-Activated Protein Kinase*. (modifiziert nach Holmes et al. 2007)

Ein weiterer Signalweg im Rahmen der VEGF-gesteuerten Angiogenese ist der Rho/ROCK (*Rho-associated Kinase*)-Signalweg (Bryan et al. 2010). ROCK (Rho Kinase) beeinflusst das Zytoskelett durch Regulation der Aktinmyosin-Kontraktilität über die MLC Phosphatase (MLCP)/MLC (*Myosin Light Chain)* und der Aktindynamik über die LIM Kinase (LIMK)/Cofilin. Es konnte gezeigt werden, dass eine Hemmung von ROCK durch Y-27632 die VEGF-induzierte Bildung von Blutgefäßen blockiert, aber auch einen Einfluss auf Zellpermeabilitität und -überleben hat. Zwar fehlt den bislang verfügbaren ROCK-Inhibitoren (z.B. Y-27632, H-1152) eine Selektivität für ROCK1 oder 2, dennoch wird vermutet, dass ROCK2 die größere Rolle im VEGF-vermittelten Rho/ROCK-Signaling spielt (Bryan et al. 2010).

1.5.1 Rho-GTPasen und der Aktin-/Myosin-Aufbau

Kleine GTPasen sind membran-assoziierte Proteine, die Signale von Rezeptoren an Effektoren weitergeben. Dabei wechseln sie zwischen aktiven, GTP-gebundenen und inaktiven, GDP-gebundenen Konformationen (Ridley et al. 2001). Die Familie der *Ras Homologues* (Rho)-GTPasen (u.a. RhoA, Rac, Cdc42) ist maßgeblich an der Regulierung vieler zellulärer Prozesse wie Organisation und Umbau des Aktinzytoskeletts, Zellmotilität, -proliferation, -überleben und –permeabilität beteiligt. Ihre nachgeschalteten Effektormoleküle werden *Rho-associated Kinases* genannt. So interagiert RhoA mit der Rho Kinase 1 und 2 (ROCK1/2), Rac1 und Cdc42 mit der p21-aktivierten Proteinkinase (PAK) (Zhao et al. 2005; **Abb. 10**). Die einzelnen Schritte der Zellmigration werden durch verschiedene Rho-GTPasen beeinflusst. So ist die Rho-GTPase Rac (*Ras-related C3 Botulinum Substrate*) für die Ausbildung von Lamellipodien, sehr flachen und breit angelegten Zellfortsätzen, verantwortlich, die zur Ausbildung neuer adhäsiver Kontakte führen. Cdc42 (*Cell Devision Cycle 42)* führt zur Ausbildung von Filopodien, dünnen, fadenförmigen Ausstülpungen, die als Sensoren für das extrazelluläre Milieu dienen (Ridley et al. 2001, Zhao et al. 2005). RhoA beeinflusst die Aktin- und Myosindynamik und nimmt über die Rho Kinase eine wichtige Rolle in der Migration und Angiogenese von Endothelzellen ein (Ridley et al. 2001, Zhao et al. 2005).

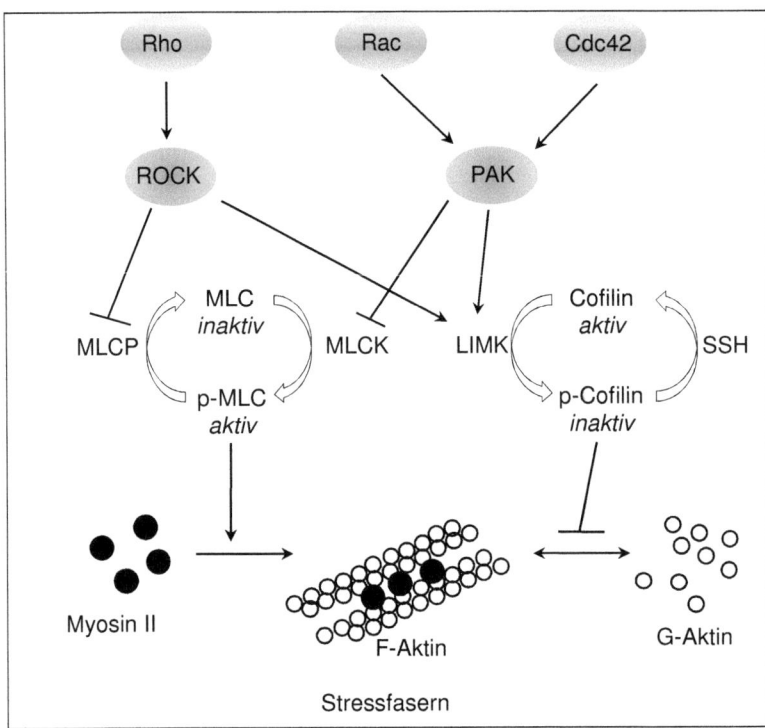

Abb. 10: Die Rho-GTPasen und ihre nachgeschalteten Effektormoleküle im Rahmen des Aktin- und Myosinaufbaus. Rho, *Ras Homologue*; Rac, *Ras-related C3 Botulinum Substrate*; Cdc42, *Cell Division Cycle 42;* ROCK, Rho Kinase; MLC, Myosin Light Chain; MLCP, MLC Phosphatase; MLCK, MLC Kinase; PAK, p21-aktivierte Proteinkinase; LIMK, LIM Kinase; SSH, Slingshot Phosphatase. (modifiziert nach Zhao et al. 2005)

Durch Einsatz von dominant-negativen bzw. aktiven RhoA-Mutanten konnte die Interaktion von RhoA mit der VEGF-induzierten Bildung von Stressfasern und auf die Zellkontraktilität gezeigt werden (Hoang et al. 2004). Die Hemmung der Rho Kinase zeigte hingegen einerseits eine Blockade der VEGF-induzierten Migration (Aepfelbacher et al. 1997, van Nieuw Amerongen et al. 2003) und andererseits eine Induktion von Migration und Sprouting (Mavria et al. 2006, Kroll J et al. 2009). Diese widersprüchlichen Daten erklären sich vermutlich dadurch, dass eine zeitlich und örtlich begrenzte RhoA-Aktivierung für die Zellmigration essenziell ist, eine starke, andauernde RhoA-Aktivierung hingegen einen hemmenden Effekt auf die VEGF-induzierte Migration und Kapillarröhrenbildung von Endothelzellen hat (Benndorf et al. 2008, Wikström et al. 2008).

1.5.1.1 Cofilin

ROCK, und auch PAK, beeinflussen die Aktindynamik über die Phosphorylierung und damit Aktivierung der LIM Kinase 1 und 2 (LIMK1/2) (Maekawa et al. 1999, Gong et al. 2004, Zhao et al. 2005; **Abb. 10**). Besser untersucht ist die LIMK1 (Scott et al. 2007). Die LIMK1 scheint in ruhenden Endothelzellen in ihrer inaktiven Form an Mikrotubuli assoziiert vorzuliegen. Eine Aktivierung der RhoA/ROCK- oder Rac,Cdc42/PAK-Signalkaskade führt zur Phosphorylierung an Thr508 und damit Aktivierung der LIMK1 und gleichzeitig zu einer Destabilisierung von Mikrotubuli, was zusammen zur Freisetzung der LIMK1 führt (Gorovoy et al. 2005; **Abb. 10**). Die am Besten untersuchten Substrate der LIMK sind Cofilin1 (*non-muscle* Cofilin), Cofilin2 (*muscle* Cofilin) und Destrin (auch ADF, Aktin depolymerisierender Faktor, genannt). Sowohl aktives Cofilin als auch Destrin binden an das (-)-Ende von Aktinfilamenten und fördern so die Dissoziation von F-Aktin. Das freigesetzte G-Aktin kann dann am (+)-Ende des Aktinfilaments, z.B. gefördert durch Profilin, wieder angelagert werden (Huang et al. 2006; **Abb. 11**). Somit ist Cofilin entscheidend an der Regulation der Aktindynamik und damit der Zellbewegung beteiligt. Eine Phosphorylierung von Cofilin an Ser3 durch die LIMK führt zu seiner Inaktivierung, Freisetzung des p-Cofilin vom F-Aktin und damit zur verminderten Depolymerisierung des Aktinfilaments (Huang et al. 2006, Gorovoy et al. 2007). Als Gegenregulation dienen die Slingshot-Phosphatasen (SSH), die durch Dephosphorylierung des Cofilins dieses wieder aktivieren (Gong et al. 2004; **Abb. 10** und **Abb. 11**).

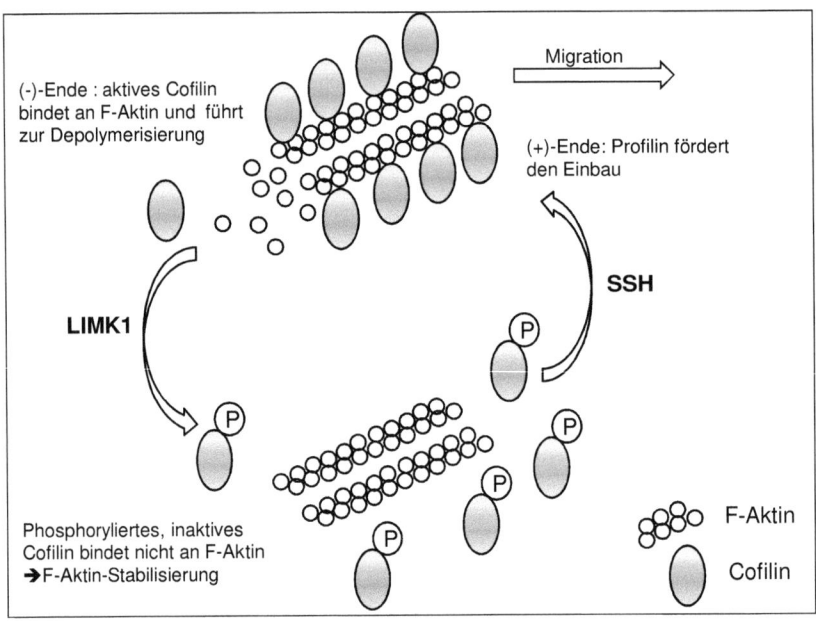

Abb. 11: Phosphorylierungszyklus des Cofilin. LIMK1, LIM Kinase 1; SSH, Slingshot-Phosphatasen. (modifiziert nach Huang et al. 2006)

1.5.1.2 *Myosin Light Chain* (MLC)

Die Anordnung des Myosins wird ebenfalls über die RhoA/ROCK- und Rac, Cdc42/PAK-Signalkaskaden beeinflusst (**Abb. 10**). Myosin ist maßgeblich für die Beweglichkeit von Zellen verantwortlich. Myosin ist ein Dimer aus zwei schweren (*Heavy Chains*, HC) und vier leichten Ketten (*Light Chains*, LC). Mehrere Myosin-Moleküle bilden wiederum ein Myosinfilament. Myosin wandert an Aktinfilamenten in Richtung (+)-Ende entlang, was zur Verschiebung von Myosin- und Aktinfilamenten ineinander und damit zur Muskelkontraktion führt. Dieser Vorgang wird durch Phosphorylierung der leichten Kette (p-MLC, *phospho-Myosin Light Chain*) in Gang gebracht. Die Phosphorylierung von MLC geschieht zum einen durch die MLC Kinase (MLCK), die durch PAK gehemmt wird. Aber zum anderen zu einem geringen Teil auch durch direkte Phosphorylierung durch ROCK (an Ser19 und Thr18) und PAK (nur an Ser19) (van Nieuw Amerongen et al. 2001). Die Dephosphorylierung von p-MLC geschieht durch die MLC Phosphatase (MLCP), die aus der *Myosin Binding Side* (MBS), einer Phosphatase-katalytischen und einer regulatorischen Untereinheit besteht (Kimura et al. 1996). ROCK führt zur Phosphorylierung der MBS und damit zur Inhibierung der MLCP (Kimura et al. 1996, Gong et al. 2004, Zhao et al. 2005; **Abb. 10**). Aktiviertes p-MLC führt zur Bündelung von F-Aktin und zur Bildung von Stressfasern, die durch *Focal Adhesions* mit der Zellmembran verbunden sind. In Endothelzellen *in vivo* findet man Stressfasern vor allem in Arterien oder zur Anpassung an pathologische Zustände im Rahmen der Wundheilung, Atherosklerose und Hypertonie (van Nieuw Amerongen et al. 2001).

1.5.1.3 *Phosphatase and Tensin Homologue Deleted on Chromosome Ten (PTEN)*

Auch die Protein-Tyrosin Phosphatase (PTPase) PTEN (*Phosphatase and Tensin Homologue Deleted on Chromosome Ten*), auch als MMAC1 (*Mutated in Multiple Advanced Cancers*) oder TEP1 (*TGFβ-regulated and Epithelial cell-enriched Phosphatase*) bezeichnet, ist an der Regulation von Zellmigration und Angiogenese beteiligt (Jiang et al. 2008, Vemula et al. 2010). PTEN wurde erstmals im Jahre 1997 als Tumorsuppressor identifiziert (Li Z et al. 2005). Die Phosphatase PTEN steht in direktem Antagonismus zur Wachstumsfaktor-stimulierten Phosphoinositid-3-Kinase (PI3K), die die Phosphorylierung des membranständigen Phosphatidylinositol-4,5-bisphosphats (PIP_2) zu Phosphatidylinositol-3,4,5-trisphosphat (PIP_3) katalysiert (Maehama et al. 1998, Leslie et al. 2002). PIP_3, das durch PTEN zu PIP_2 dephosphoryliert und so reguliert wird, ist ein wichtiger *Second Messenger* in der Regulation von Zellüberleben und –wachstum über den PI3K/Akt-Signalweg *in vivo* und *in vitro* (Stambolic et al. 1998, Jiang et al. 2008). So zeigen PTEN-defiziente Mäuseembryo-Fibroblasten eine verminderte Empfindlichkeit gegen Apoptose und eine gesteigerte Aktivität von Akt/PKB (Stambolic et al. 1998). *In vitro* konnte außerdem gezeigt werden, dass eine Überexpression von PTEN einen negativen Effekt auf die Zellmigration und die Integrin-vermittelte Ausbildung von Aktinfilamenten (Stressfasern) und *Focal Adhesions* ausübt (Tamura et al. 1998).

Die Regulation von PTEN erfolgt ebenfalls über kleine Rho-GTPasen. Inaktives PTEN liegt normalerweise im Zytosol vor. In aktivierten Neutrophilen konnte eine Co-Lokalisation von PTEN mit aktivem RhoA im hinteren Teil der Zellen gezeigt werden. Die Blockade von ROCK mit Y-27632 führte zur Co-Lokalisation von PTEN mit Cdc42 im vorderen Teil der Zelle (Li Z et al. 2005). RhoA und Cdc42, nicht aber Rac, sind an der Aktivierung von PTEN beteiligt. Dabei führt eine Phosphorylierung an Ser380, Thr382 und Thr383 zur Stabilisierung von PTEN (Vemula et al. 2010). Ein spezifischer Knock-down von ROCK1 zeigte eine gesteigerte Migration von Entzündungszellen *in vitro* und *in vivo* (Vemula et al. 2010). Eine gesteigerte Phosphorylierung von PTEN über RhoA/ROCK zeigt also einen anti-migrativen Effekt über eine vermindertes PI3K/Akt-Signaling.

1.6 Zielsetzung

In der vorliegenden Arbeit soll die biologische Aktivität einiger F_2/D_2-Iso- und B_1/F_1-Phytoprostane untersucht werden. Hierbei soll insbesondere die Rolle des Thromboxan A_2 (TP)-Rezeptors für (patho-)physiologische Isoprostanwirkungen untersucht und folgende Fragen beantwortet werden:

Welche Rolle spielen verschiedene F_2/D_2-Iso- und B_1/F_1-Phytoprostane für wichtige Schritte der Angiogenese?

Welche Rolle spielen verschiedene F_2-Iso- und B_1/F_1-Phytoprostane für den Gefäßtonus *ex vivo* und *in vivo*?

Welche Auswirkungen hat durch erhöhte Eisenaufnahme induzierter Oxidativer Stress im Tiermodell?

Welche Signalwege werden durch die Aktivierung des TP-Rezeptors durch Isoprostane beeinflusst? Welche Rolle spielen hierbei die verschiedenen Rezeptor-Isoformen?

Über welche Schaltstellen in der Zelle inhibieren Isoprostane die durch VEGF-induzierten Mechanismen der Angiogenese?

2 Methoden

2.1 Umklonierung des Plasmids zur Überexpression einer Mutante des TPβ-Rezeptors

2.1.1 Herstellung chemisch kompetenter *Escherichia coli*-Zellen

Die Herstellung transformationskompetenter Bakterien erfolgte nach der klassischen Calciumchlorid-Methode nach einem modifizierten Protokoll von Hanahan (1983). 100 ml LB-Medium wurden mit dem jeweiligen Bakterienstamm angeimpft und bis zum Erreichen einer Bakteriendichte von 4-7 x 10^7 Zellen/ml (OD_{595nm} = 0,6) bei 37 °C unter Schütteln inkubiert. Nach 15-minütiger Abkühlung auf Eis, wurde die Kultur 15 min bei 1.000 x g und 4 °C zentrifugiert. Das Zellpellet wurde in 16,7 ml kaltem RF I-Puffer resuspendiert und erneut 15 min auf Eis inkubiert. Nach 15-minütiger Zentrifugation bei 1000 x g und 4 °C wurde das Zellpellet in 4 ml kaltem RF II-Puffer resuspendiert und 15 min auf Eis gelagert. Die Bakteriensuspension wurde in 200 µl-Aliquots in flüssigem Stickstoff schockgefroren. Die Lagerung erfolgte bei -80 °C.

2.1.2 Transformation

Das Einbringen der Plasmid-DNA in chemisch kompetente *E. coli* erfolgte mit Hilfe der Hitzeschock-Methode (Hanahan 1983). 100 µl der kompetenten Bakterien wurden bei 4 °C aufgetaut und in RF II-Puffer mit 5 µl Ligationsansatz gemischt. Nach 30-minütiger Inkubation auf Eis, wurde 90 sec bei 42 °C unter Schütteln inkubiert („Hitzeschock") und dann wieder 2 min auf Eis abgekühlt. Nach Zugabe von 400 µl warmem LB-Medium wurde 30 min bei 37 °C unter Schütteln inkubiert. 100 µl dieses Ansatzes wurden auf einer antibiotikahaltigen LB-Agarplatte ausgestrichen und bei 37 °C im Brutschrank über Nacht inkubiert.

2.1.3 Präparation von Plasmid-DNA in kleinem Maßstab

Die „Mini-Präparation" von Plasmid-DNA erfolgte nach *Boiling Art* basierend auf dem Protokoll von Holmes und Quigley (Holmes et al. 1981). Dazu wurden 2 ml Ampicillin (50 µg/ml)-haltiges LB-Medium mit einer *E.coli* DH10B-Kolonie angeimpft und bei 37 °C unter Schütteln über Nacht inkubiert. Am nächsten Tag wurde die Übernachtkultur in ein 2 ml-Eppendorfgefäß überführt und für 1 min bei 5.000 x g zentrifugiert. Der Überstand wurde verworfen und das Pellet in 500 µl STET-Puffer resuspendiert. Nach Zugabe von 50 µl Lysozym (10 mg/ml) wurde für 3 min bei RT inkubiert. Nach weiterer Inkubation für 90 sec bei 95 °C unter Schütteln (700 rpm), wurde 5 min bei 13.000 x g zentrifugiert. Aus dem Überstand wurde die DNA durch Zugabe von 50 µl 7,5 M Ammoniumacetat-Lösung (pH 7,5) und 500 µl Isopropanol (reinst) und fünffachem Invertieren ausgefällt. Nach 30-minütiger Zentrifugation bei 13.000 x g und 4 °C wurde der Überstand dekantiert und das Pellet luftgetrocknet, bevor es in 30 µl *low*-TE wieder aufgenommen wurde. Abschließend wurde noch einmal 30 min bei 37 °C unter Schütteln (700 rpm) inkubiert und die Plasmid-DNA bis zur weiteren Verwendung kurzzeitig bei 4 °C gelagert.

2.1.4 Präparation von Plasmid-DNA in großem Maßstab

Für die Präparation von Plasmid-DNA in großem Maßstab wurde das *EndoFree Plasmid Maxi* Kit (Fa. Qiagen) verwendet. Um eine Maxi-Präparation im Anschluss an eine Präparation in kleinem Maßstab machen zu können, wurden die 30 µl Plasmid-DNA zuerst mit 2,5 ml Ampicillin (50 µg/ml)-haltigem LB-Medium beimpft und 8 h bei 37 °C unter Schütteln inkubiert. Dann wurden nochmals 250 ml Ampicillin (50 µg/ml)-haltiges LB-Medium zugegeben und über Nacht bei 37 °C unter Schütteln inkubiert. Die Kultur wurde für 15 min bei 6.000 x g und 4 °C zentrifugiert und das Pellet in 10 ml P1/Resuspensions-Puffer (50 mM Tris-HCl, 10 mM EDTA, 100 µg/ml RNase A, pH 8,0) resuspendiert. Nach Zugabe von 10 ml P2/Lysis-Puffer (200 mM NaOH, 1% (w/v) SDS) und sechsfachem Invertieren wurde für 5 min bei RT inkubiert. Dann wurden 10 ml gekühlter P3/Neutralisations-Puffer (3 M Kaliumacetat, pH 5,5) zugegeben und nach sechsfachem Invertieren wurde das Lysat in die mitgelieferte, verschlossene Kartusche überführt. Nach 10-minütiger Inkubation bei RT wurde das Lysat mit dem Stopfen durch die Kartusche gedrückt und in einem 50 ml-Falcon aufgefangen. Nach Zugabe von 2,5 ml ER (*Endotoxin Removal;* keine Angabe vom Hersteller)-Puffer und zehnfachem Invertieren erfolgte eine 30-minütige Inkubation auf Eis. Dann wurde das filtrierte Lysat auf eine QIAGEN-Tip®-Säule gegeben, die zuvor mit 10 ml QBT/Equilibrierungs-Puffer (750 mM NaCl, 50 mM MOPS, 15% (v/v) Isopropanol, 0,15% (v/v) Triton® X-100, pH 7,0) equilibriert wurde. Nach zweimaligem Waschen mit je 30 ml QC/Wasch-Puffer (1 mM NaCl, 50 mM MOPS, 15% (v/v) Isopropanol, pH 7,0) wurde die DNA mit 15 ml QN/Elutions-Puffer (1,6 mM NaCl, 50 mM MOPS, 15% (v/v) Isopropanol, pH 7,0) eluiert. Durch Zugabe von 10,5 ml Isopropanol wurde die DNA ausgefällt. Nach 30-minütiger Zentrifugation bei 15.000 x g und 4 °C wurde der Überstand dekantiert und das DNA-Pellet mit 70%igem Ethanol gewaschen. Nach 10-minütiger Zentrifugation bei 15.000 x g wurde der Überstand vorsichtig dekantiert und das Pellet luftgetrocknet. Danach wurde das DNA-Pellet in 50 µl *low*-TE wieder aufgenommen.

2.1.5 Restriktionsverdau

Die Plasmide wurden mit einem oder mehreren Restriktionsenzymen im entsprechenden Puffer und bei der für die Enzyme optimalen Aktivitätstemperatur (37 °C) geschnitten. Dazu wurden 0,5-1 µg DNA mit 1-5 U Enzym für 1-3 h in einem Gesamtvolumen von 25 µl verdaut. Anschließend wurden die Restriktionsenzyme bei 65 °C für 10 min inaktiviert.

2.1.6 Agarosegelelektrophorese

Die DNA-Fragmente nach einem Restriktionsverdau, die PCR-Produkte und die gewonnene RNA wurden mittels Agarosegelelektrophorese aufgetrennt. In Abhängigkeit des zu trennenden Molekulargewichtes wurden 1 bis 2%ige Agarosegele in 1x TAE-Puffer verwendet. An das Agarosegel wurde eine elektrische Gleichspannung von 5-10 V/cm Gellänge angelegt. Nukleinsäuren bewegen sich auf Grund der negativ geladenen Phosphatgruppen in ihrem

Zucker-Phosphat-Rückgrat zur Anode. Die Geschwindigkeit, mit der die DNA durch das Gel bewegt wird, wird durch die Molekülgröße, die Konformation der DNA, die Agarosekonzentration und die Höhe der angelegten Spannung beeinflusst. Als Molekulargewichtsmarker wurde der *GeneRuler™* DNA *Ladder Mix* (Fa. Fermentas) verwendet. Durch Zugabe von 0,1 µg/ml Ethidiumbromid, welches in die DNA interkaliert und durch UV-Licht zur Fluoreszenz angeregt wird, wurden die DNA-Banden sichtbar gemacht und mit dem ChemiGenius^2 *Bio Imaging* Systems (Fa. Syngene) abfotographiert.

2.1.7 Gelextraktion von DNA-Fragmenten

Die Aufreinigung der DNA-Fragmente aus dem Agarosegel erfolgte durch Bindung der DNA (Fragmentgröße >100 bp) an Glasfasern, die sich vorgepackt in Tubes befanden, und anschließendes Waschen der gebundenen DNA mit Hilfe des *High Pure PCR Product Purification Kits* (Fa. Roche). Die DNA-Fragmente wurden unter UV-Licht aus dem Gel herausgeschnitten und je 300 µl *Binding Buffer* (3 M Guanidin-Thiocyanat, 10 mM Tris-HCl, 5% (v/v) Ethanol, pH 6,6) pro 100 mg Agarosegel-Stückchen zugegeben. Nach 30 sec vortexen wurde die Suspension 10 min bei 56 °C inkubiert und dabei alle 2-3 min kurz vorgetext. War das Agarosegel-Stückchen vollständig gelöst, wurden 150 µl Isopropanol pro 100 mg Agarosegel-Stückchen zugegeben und vorgetext. Das gesamte Volumen wurde auf ein *High Pure Filter Tube* gegeben, das zuvor in ein *Collection Tube* gesteckt wurde, und 60 sec bei maximaler Geschwindigkeit und maximal 25 °C zentrifugiert. Das Eluat wurde verworfen, 500 µl *Washing Buffer* (20 mM NaCl, 2 mM Tris-HCl, pH 7,5) auf das *High Pure Filter Tube* gegeben und erneut bei maximaler Geschwindigkeit für 1 min zentrifugiert. Dieser Waschschritt wurde noch einmal mit 200 µl *Washing Buffer* wiederholt. Nun wurde das *High Pure Filter Tube* auf ein sauberes 1,5 ml-Eppendorfgefäß gesteckt und 100 µl *Elution Buffer* (10 mM Tris-HCl, pH 8,5) zugegeben. Nach 1-minütiger Zentrifugation bei maximaler Geschwindigkeit befand sich im 1,5 ml-Eppendorfgefäß das Eluat mit der aufgereinigten DNA.

2.1.8 Ligation von DNA-Fragmenten

Zur Ligation der DNA-Fragmente wurde die T4 DNA Ligase (Fa. Fermentas) verwendet. 0,75 ng Vektor, etwa die doppelte Menge an Insert, 2 µl 10x T4 DNA Ligase-Puffer (400 mM Tris-HCl, 100 mM $MgCl_2$, 100 mM DTT, 5 mM ATP, pH 7,8) und 1 µl T4 DNA Ligase (5 U/µl) wurden mit *Aqua ad iniectabilia* auf 20 µl aufgefüllt und 45 min bei 22 °C inkubiert. Zur Inaktivierung der Ligase wurde der Ligationsansatz anschließend noch einmal für 10 min auf 65 °C erhitzt.

2.1.9 Verwendete Vektoren und *Escherichia coli*-Stämme

Für die stabile Überexpression des TPα-Rezeptors *in vitro* wurde TBXA2R-cDNA aus humaner Plazenta (Fa. Clontech) im pcDNA3.1(+)-Vektor der Firma Invitrogen kommerziell erworben (Fa. Missouri S&T cDNA Resource Center, Cat.No. TXA2R00000; **Abb. 12A**). Die Insert Größe beträgt 1032 bp, der pcDNA3.1(+)-Vektor hat eine Größe von 5428 bp. Der pcDNA3.1(+)-Vektor enthält eine Neomycin-Resistenzkassette, so dass eine Selektionierung mit dem Aminoglykosid Geneticin (G-418) und somit die Herstellung einer stabilen Zelllinie möglich war. Das pcDNA3-TBXA2Rvar1/β-Plasmid zur Überexpression des TPβ-Rezeptors wurde uns freundlicherweise von Aida Habib Abdul Karim, Amerikanische Universität Beirut zur Verfügung gestellt (Habib et al. 1997; **Abb. 12B**). Die Insert Größe beträgt 1255 bp, der pcDNA3-Vektor (Fa. Invitrogen) hat eine Größe von 5446 bp. Der pcDNA3-Vektor enthält ebenfalls eine Neomycin-Resistenzkassette für eine stabile Überexpression.

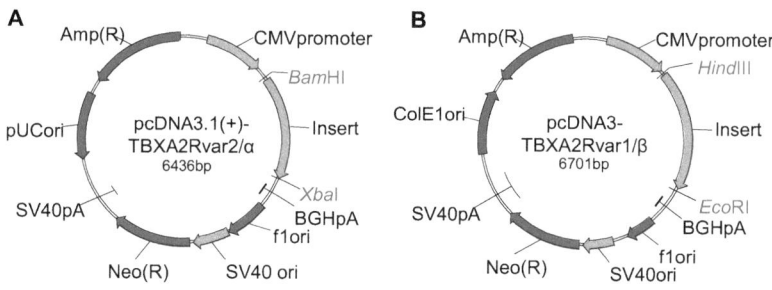

Abb. 12: Schematische Darstellung des (A) pcDNA3.1(+)-TBXA2Rvar2/α- (Fa. Missouri S&T cDNA Resource Center, Cat.No. TXA2R00000) und des (B) pcDNA3-TBXA2Rvar1/β-Plasmids (Habib et al. 1997). Die für den Kontrollverdau verwendeten Restriktionsenzyme sind *kursiv* geschrieben.

Als Ausgangsplasmid für die Umklonierung des Plasmids zur Überexpression des TPβ-Mutante-Rezeptors diente die cDNA von TBXA2R Variante β im pCMV6-XL4-Vektor (Fa. Origene, Cat.No. sc308081; **Abb. 13**). Die Insert Größe beträgt 1497 bp, der pCMV6-XL4-Vektor hat eine Größe von etwa 4700 bp.

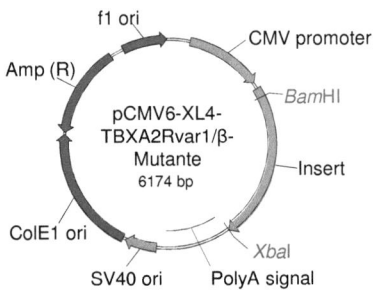

Abb. 13: Schematische Darstellung des pCMV6-XL4-TBXA2Rvar1/β-Mutante-Plasmids (Fa. Origene, Cat.No. sc308081). Die für die Umklonierung verwendeten Restriktionsenzyme sind *kursiv* geschrieben.

Da der pCMV6-XL4-Vektor keine Antibiotika-Resistenzkassette zur Selektionierung besitzt und daher nur eine transiente Transfektion ermöglichte, musste zur stabilen Überexpression des TPβ-Mutante-Rezeptors die cDNA in einen Vektor mit Resistenzkassette (pcDNA3.1(+)-Vektor; Fa. Invitrogen) umkloniert werden. Dazu wurden das pCMV6-XL4-TBXA2Rvar1/β-Mutante- und das pcDNA3.1(+)-TBXA2Rvar2/α-Plasmid mit *Bam*HI und *Xba*I verdaut und anschließend ligiert. Durch die nun vorhandene Neomycin-Resistenzkassette im pcDNA3.1(+)-TBXA2Rvar1/β-Mutante-Plasmid war die Generierung einer stabilen Zelllinie möglich.

Zum Vervielfältigen der entsprechenden Plasmide wurden chemisch kompetente MAX *Efficiency*® DH10B™ (Fa. Invitrogen) *E. coli*-Stämme verwendet.

2.2 Zellkultur

2.2.1 Verwendete Zelllinien

Human Embryonic Kidney 293 (HEK293)-Zellen sind durch die Transformation von humanen embryonalen Nierenzellen mit DNA-Fragmenten des Adenovirus Typ 5 entstanden (Graham et al. 1977). HEK293-Zellen wachsen adhärent, sind pflegeleicht und sehr effizient zu transfizieren. Als Wachstumsmedium wurde DMEM+GlutaMAX^{TM}-I (1 g/l D-Glucose; Fa. Invitrogen) mit Zusatz von 10% FBS (*Fetal Bovine Serum*; Fa. Invitrogen) und 1% Pen/Strep-Lösung (Fa. Invitrogen) verwendet.

Für die Endothelzellkultur wurden die verschiedenen humanen Endothelzelllinien kryokonserviert von der Firma PromoCell, Heidelberg bezogen. Ihre Gewinnung erfolgte gemäß den geltenden Bestimmungen (Konvention zum Schutze der Menschenrechte und der Würde des Menschen im Hinblick auf die Anwendung von Biologie und Medizin: Übereinkommen über Menschenrechte und Biomedizin, 1997; Human Tissue Act, 2004; Deklaration von Helsinki, 1964). Als humane, primäre Endothelzelllinien wurden Endothelzellen aus Nabelschnurvenen (HUVECs, *Human Umbilical Vein Endothelial Cells*) und dermale microvaskuläre Endothelzellen (HDMECs, *Human Dermal Microvascular Endothelial Cells*) von möglichst jungen Spendern verwendet. Die Zellen wurden kryokonserviert geliefert. Nach dem Auftauen befanden sich die HDMECs in Passage zwei und wurden in der vierten bis sechsten Passage für die Experimente benutzt, um sicherzustellen, dass die Zellen ihre charakteristischen Eigenschaften nicht verlieren. Für die Kultivierung der HDMECs wurde *Endothelial Cell Growth Medium MV* (Fa. PromoCell) verwendet, in dessen *Supplement-Mix* u.a. 5% FCS (*Fetal Calf Serum*) und Wachstumsfaktoren enthalten sind. Die HUVECs befanden sich nach dem Auftauen in Passage eins und wurden nach einer Woche Kultivierung in Passage zwei wieder in mehreren Aliquots kryokonserviert und dann für die Experimente erneut aufgetaut. Als Kulturmedium für die HUVECs diente *Endothelial Cell Growth Medium* (Fa. PromoCell) in dessen *Supplement-Mix* u.a. 2% FCS und Wachstumsfaktoren enthalten sind.

2.2.2 Kultivierung der Zellen

Die Zellen wurden in 25 cm^2- oder 75 cm^2-Zellkulturflaschen oder in 6-Well Platten kultiviert. Es wurden beschichtete Flaschen für adhärente Zellen verwendet, die für die primären Endothelzellen zusätzlich mit 0,1% Gelatine beschichtet wurden. Dazu wurden 1,5 ml/25 cm^2 bzw. 2,5 ml/75 cm^2 0,1%ige Gelatine-Lösung in die Zellkulturflaschen gegeben und für 30 min im Brutschrank inkubiert. Nach der Inkubation wurde die restliche Gelatine-Lösung abgesaugt und die Endothelzellen ausgesäht.

Ein Mediumwechsel erfolgte alle zwei bis drei Tage. Bei einer Zelldichte von 70-80% wurden die Zellen in neue Zellkulturflaschen aufgeteilt. Dazu wurden die Endothelzellen mit 1x PBS (ohne Calcium/Magnesium) und die HEK293-Zellen mit 1x PBS (+Calcium/Magnesium, um ein Ablösen zu vermeiden), gewaschen und dann mit 50 µl/cm^2 1x Trypsin kurz bei RT inkubiert und durch leichtes Klopfen von den Kulturflaschen abgelöst. Die Enzymaktivität wurde im Falle der HEK293-Zellen durch Zugabe der dreifachen Menge Wachstumsmedium, im Falle der Endothelzellen durch Zugabe einer Stopplösung bestehend aus Wachstumsmedium mit 10% FCS beendet. Danach wurde die Zellsuspension für 5 min bei 320 x g (HEK) bzw. für 4 min bei 220 x g (Endothelzellen) und RT zentrifugiert. Der Überstand wurde abgesaugt und das Zellpellet in frischem Wachstumsmedium resuspendiert und auf die Zellkulturflaschen verteilt. Die Kultivierung der Zellen erfolgte im Brutschrank bei 5% CO_2 und 37 °C.

Die Bestimmung der Zellzahl einer Zellsuspension erfolgte mit einer Neubauer Zählkammer (Fa. Hecht). Dazu wurde ein Tropfen der Zellsuspension zwischen Deckgläschen und Kammer gesaugt und vier quadratische Felder ausgezählt. Die Zellkonzentration der Suspension ergab sich wie folgt: Zellzahl x $10^4/4$ = n Zellen/ml.

Zum Einfrieren wurden die pelletierten Zellen in 500 µl des entsprechenden Mediums auf Eis resuspendiert. Zur Zellsuspension wurde tropfenweise 500 µl eisgekühltes Einfriermedium (20% Medium, 60% FCS und 20% DMSO) dazugegeben. Die Zellen (10^6 Zellen/ml) wurden langsam durch Senkung der Temperatur um 1 °C/min in einem Isopropanol-Einfriergefäß (Fa. Nalgene) bei -80 °C eingefroren und nach 48 h zur Aufbewahrung in flüssigen Stickstoff überführt.

Das Auftauen erfolgte bei 37 °C im Wasserbad, bis nur noch ein kleiner Eisrest vorhanden war. Die Zellsuspension wurde in 10 ml des vorgewärmten Mediums aufgenommen und direkt ausplattiert. Nach 16-24 h erfolgte ein Mediumwechsel.

2.2.3 Stabile Transfektion von HEK293-Zellen

Die Transfektion wurde mit dem *PolyFect Transfection Reagent* (Fa. Qiagen) durchgeführt. Dieses Reagenz besteht aus aktivierten Dendrimeren, deren Ausläufer mit geladenen Amino-Gruppen enden, die mit den negativ geladenen Phosphat-Gruppen der DNA interagieren können. So kommt es zu kompakten PolyFect-DNA-Komplexen, die an die Zelloberfläche binden und durch unspezifische Endozytose aufgenommen werden.

Die HEK293-Zellen wurden 24 h vor der Transfektion in 6-Well Zellkulturplatten ausplattiert und kultiviert bis sie eine Konfluenz von 40-80% erreicht hatten. Dann wurden 2 µg des Plasmids mit DMEM+GlutaMAX^{TM}-I ohne weitere Zusätze auf 100 µl ergänzt und 20 µl PolyFect Reagenz zugegeben. Nach kurzem Vortexen wurde für 10 min bei RT inkubiert. Währenddessen wurde das Medium von der 6-Well Platte abgesaugt und 2 ml frisches Medium pro Well zugegeben. Zu dem PolyFect-DNA-Komplex wurden noch einmal 600 µl DMEM+GlutaMAX^{TM}-I mit 10% FCS und 1% Pen/Strep gegeben, durch hoch- und runterpipettieren gemischt und in das Well gegeben. Zum Vermischen wurde die 6-Well Platte vorsichtig geschwenkt und dann bei 37 °C und 5% CO_2 im Brutschrank inkubiert. Nach 48 h wurden die Zellen aus der 6-Well Platte auf 25 cm^2-Zellkulturflaschen gesplittet und weiter kultiviert. Nach 7 Tagen wurden die Zellen auf Selektionsmedium mit 1 mg/ml Geneticin gesetzt. Nach weiteren

14 Tagen Kultivierung unter Geneticin bei 37 °C und 5% CO_2 im Brutschrank wurde erstmals RNA gewonnen.

2.2.4 Migration von Endothelzellen

Die Migration wurde mit einer 96-Well Chemotaxiskammer (Fa. Neuro Probe) nach dem *Boyden Chamber Assay*-Prinzip durchgeführt. Ursprünglich von Boyden für die Analyse der Chemotaxis von Leukozyten eingeführt, basiert der Versuch auf einer Kammer mit zwei Medium-gefüllten Kompartimenten, die durch einen Polycarbonatfilter voneinander getrennt sind. Die Zellsuspension befindet sich im oberen Kompartiment, so dass die Zellen durch den Polycarbonatfilter hindurch in das untere, mit den Testsubstanzen gefüllte, Kompartiment migrieren können (**Abb. 14**).

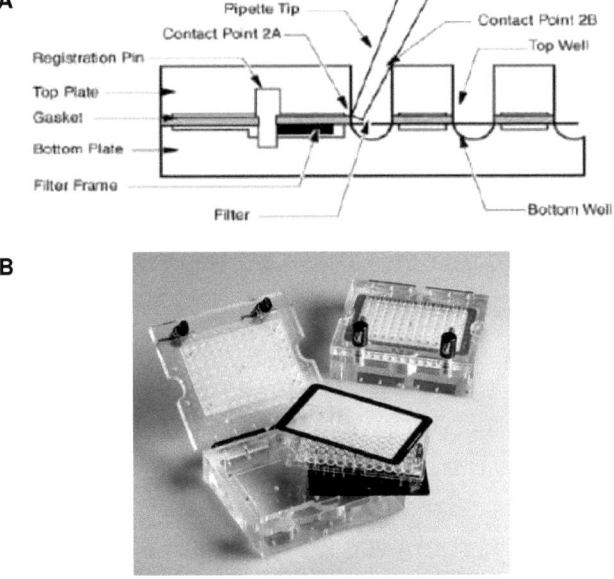

Abb. 14: Chemotaxiskammer für Migrationsassay nach Boyden. (A) Schematische Darstellung, (B) 96-Well Chemotaxiskammer, Fa. Neuro Probe.

Die Testlösungen wurden in *Endothelial Cell Basal Medium MV* mit 0,1% BSA und 5% FCS angesetzt. Die Stammlösungen der Isoprostane enthielten 10%

Ethanol und wurden 1:100 verdünnt, so dass in allen Testlösungen 0,1% Ethanol enthalten war. Als Kontrolle diente Basalmedium mit 0,1% BSA, 5% FCS und 0,1% Ethanol. VEGF diente in diesem Versuch als Positivkontrolle in einer Konzentration von 50 ng/ml in Basalmedium mit 0,1% BSA, 5% FCS und 0,1% Ethanol. Da der Einfluss der Isoprostane auf die VEGF-induzierte Migration getestet werden sollte, wurde allen Testlösungen 50 ng/ml VEGF zugesetzt. Die unteren Wells wurden mit je 30 µl Testlösung gefüllt. Der Polycarbonatfilter mit einem Porendurchmesser von 8 µm wurde im Brutschrank (37 °C, 5% CO_2) über Nacht mit 100 µg/ml Typ I Kollagen (Fa. Angiotech) verdünnt in 20 mmol/l Essigsäure beschichtet. Nach der Beschichtung wurde der Filter mit PBS gewaschen, getrocknet und auf die mit den Testlösungen gefüllten unteren Wells gelegt. Dann wurde die Kammer verschlossen.

Die HDMECs wurden über Nacht in Basalmedium mit 0,1% BSA und 5% FCS (sog. Hungermedium) gehungert. Nach Absaugen des Medium und einmaligem Waschen mit PBS wurden die adhärent wachsenden Zellen trypsiniert, runterzentrifugiert und das Zellpellet in frischem Hungermedium aufgenommen. Die Zellzahl wurde bestimmt (Abschnitt 2.2.2) und auf ca. 300.000 Zellen/ml eingestellt. 50 µl/Well dieser Zellsuspension wurden in die oberen Wells der Chemotaxiskammer auf den Polycarbonatfilter pipettiert, ohne diesen dabei zu berühren. Die Migration erfolgte im Brutschrank bei 37 °C und 5% CO_2 für 5 h.

Nach der Inkubation wurde der Polycarbonatfilter aus der Apparatur entfernt und die Zellen direkt in Methanol fixiert und mit einer Giemsa Lösung angefärbt. Nicht-migrierte Zellen auf der Oberseite des Filters wurden mit einem Wattestäbchen entfernt. Der Polycarbonatfilter wurde in 10x-Vergrößerung fotographiert und die Photos mit Hilfe der Axiovision Release 4.6.3-Software (Fa. Zeiss) ausgewertet. Pro Versuch wurden 6 Well pro Bedingung pipettiert.

Die Migration wurde als Mittelwert ± SEM bezogen auf die basale Migration unter 0,1% Ethanol (Kontrolle) ausgedrückt.

2.2.5 *Sprouting* (Aussprossung) von Endothelzellen

2.2.5.1 Herstellung von Methocel

6 g Methylcellulose wurden abgewogen, in eine 500 ml Schraubflasche überführt und nach Zugabe eines Rührfisches autoklaviert. Alle weiteren Umfüllvorgänge erfolgten unter sterilen Bedingungen. 250 ml *Endothelial Cell Basal Medium* (Fa. PromoCell) wurden in eine autoklavierte 500 ml Schraubflasche überführt und im Wasserbad auf 60 °C erhitzt. Das 60 °C-warme Basalmedium wurde dann zur Methylcellulose gegeben und 20 min bei RT auf einem Magnetrührer gerührt. Nach Zugabe von weiteren 250 ml warmem Basalmedium wurde über Nacht bei 4 °C weitergerührt. Am nächsten Tag wurde das Methocel in 50 ml Falcons überführt und 4 h bei 4 °C und 4.000 rpm zentrifugiert. Die Lagerung erfolgte bei 4 °C im Kühlschrank.

2.2.5.2 Gewinnung von Collagen aus Rattenschwänzen

Da das kommerziell erhältliche Collagen nicht konzentriert genug für die Herstellung des optimalen Milieus zur Aussprossung der Endothelzellen war, wurde Collagen frisch aus Rattenschwänzen gewonnen. Alle Vorgänge erfolgten unter sterilen Bedingungen. Es wurden zwei bis drei bei -80 °C eingefrorene Rattenschwänze in einem autoklavierten 500 ml Becherglas mit 70%igem Ethanol aufgetaut (ca. 20 min). Danach wurden die Rattenschwänze in eine 10 cm Petrischale überführt und mit Hilfe einer sterilen Pinzette und Schere gehäutet. Nun wurden von der Schwanzspitze angefangen die Wirbel gebrochen und nach und nach die Collagenfäden herausgezogen und in ein zweites 500 ml Becherglas mit 70%igem Ethanol gelegt. Dann wurden die Collagenfäden mit einer Pinzette aus dem Ethanol herausgeholt und auf einer Petrischale ca. 1 h trocknen gelassen. Die getrockneten Collagenfäden wurden in eine 500 ml Schraubflasche mit 0,1%iger Essigsäure und Rührfisch (autoklaviert) überführt und einige Tage bei 4 °C auf einem Magnetrührer gerührt. Nach Überführung des Collagen/Essigsäure-Gemisches in Zentrifugenbecher wurde für 3 h bei 4.500 rpm zentrifugiert. Der Überstand enthielt das gelöste Collagen, das in 50 ml Falcons aliquotiert und bei 4 °C als Stocklösung gelagert wurde.

2.2.5.3 Herstellung der Sphäroide

Die Herstellung der Sphäroide erfolgte nach der „Hanging drop"-Methode mit HUVECs (Korff et al. 1998). Zur Bildung eines Sphäroids wurden 400 Zellen verwendet und es wurden 50 Sphäroide pro Well eingebettet. Die adhärent wachsenden HUVECs wurden trypsiniert, zentrifugiert, das Zellpellet in frischem Wachstumsmedium aufgenommen und die Zellzahl bestimmt (siehe Abschnitt 2.2.2). In einem 50 ml Falcon wurden 250 µl Methocel/Well vorgelegt, die benötigte Menge Zellsuspension (20.000 Zellen/Well) zugegeben, mit Wachstumsmedium auf 1,25 ml/Well aufgefüllt und möglichst frei von Luftblasen vermischt. Das Gemisch wurde in ein Flüssigkeitsreservoir gegeben und mit einer 12-Kanalpipette wurden 25 µl Tropfen in quadratische Petrischalen, die nicht Zellkultur-beschichtet waren, pipettiert. Die Petrischalen wurden umgedreht („Hanging drops") und im Brutschrank bei 37 °C und 5% CO_2 über Nacht inkubiert.

Methoden

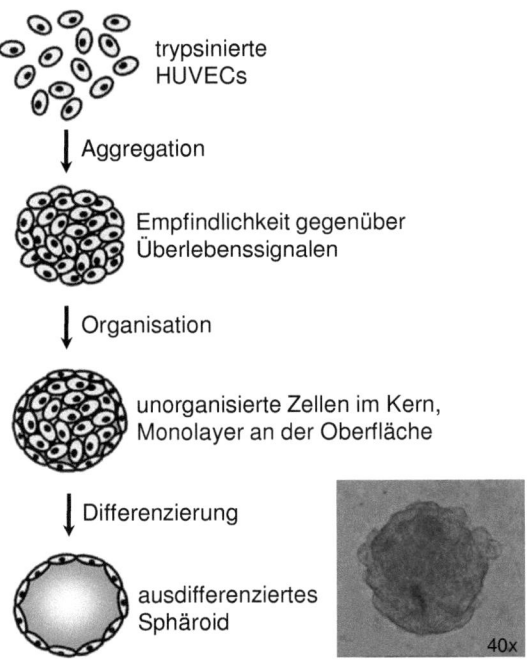

Abb. 15: Modell der Endothelorganisation und –differenzierung in dreidimensionalen Sphäroiden. (modifiziert nach Korff et al. 1998)

2.2.5.4 Einbettung der Sphäroide und Durchführung des Versuchs

Am Vortag wurde die benötigte Menge Methocel mit 20% FCS versetzt und gemischt. Außerdem wurde die Collagen-Stocklösung kräftig geschüttelt und das Ansteigen der Luftblasen beobachtet. Stiegen die Luftblasen sehr langsam auf, so wurde solange 0,1%ige Essigsäure zugesetzt, bis diese schneller aufstiegen. Beide Lösungen wurden über Nacht zurück in den Kühlschrank gestellt, damit sie am nächsten Tag wieder klar und luftblasenfrei waren.

Die über Nacht gebildeten Sphäroide wurden mit 1x PBS von den quadratischen Petrischalen gewaschen und in ein 50 ml Falcon überführt. Dieser Vorgang wurde mind. mit einer 10 ml Pipette durchgeführt, da sonst die Sphäroide zerstört werden würden. Nach 5-minütiger Zentrifugation bei

1.000 rpm wurde der Überstand abgesaugt und das Sphäroidpellet vorsichtig in 500 µl Methocel/20% FCS-Gemisch resuspendiert.

Auf Eis wurden 500 µl Collagen/Well mit der entsprechenden Menge Medium 199, 10x (Fa. Sigma) versetzt und solange 0,2 N NaOH zugesetzt, bis ein Farbumschlag zu orange-gelb die Neutralisation anzeige. Umgehend wurden 500 µl des neutralisierten Collagens/Well zu der Sphäroidsuspension gegeben, vorsichtig gemischt und 1 ml/Well in eine 24-Well Suspensionskulturplatte gegeben. Die Platte wurde für 30 min im Brutschrank bei 37 °C und 5% CO_2 inkubiert.

In der Zwischenzeit wurden die Testlösungen in zehnfacher Konzentration in *Endothelial Cell Basal Medium* angesetzt. 100 µl/Well der Testlösungen wurden gleichmäßig verteilt über das Collagengel gegeben. Dann erfolgte die Inkubation für 24 h im Brutschrank bei 37 °C und 5% CO_2.

Das *Sprouting* (Aussprossung) wurde durch Zugabe von 500 µl/Well 10%iger PFA-Lösung gestoppt und die Platte im Kühlschrank bei 4 °C bis zur Auswertung aufgehoben. Zur Auswertung wurden drei Sphäroide pro Well in 20x-Vergrößerung fotografiert und die Photos mit Hilfe der ZEN 2009 Light Edition-Software (Fa. Zeiss) ausgewertet. Pro Versuch werden drei Well pro Bedingung pipettiert.

Es wurden alle Sproutlängen eines Sphäroids addiert und als Mittelwert ± SEM bezogen auf das basale Sprouting unter 0,1% Ethanol (Kontrolle) ausgedrückt.

2.3 RNA-Analyse

2.3.1 Isolation von RNA aus der Zellkultur

Die Isolierung der Gesamt-RNA aus Zellen erfolgte nach einem modifizierten Protokoll des Herstellers mittels RNAzol® B (Fa. WAK-Chemie Medical). Alle Vorgänge wurden unter dem Abzug mit Handschuhen und autoklavierten Materialien durchgeführt. In eine 25 cm^2-Zellkulturflasche oder ein Well einer 6-Well Platte wurden nach einmaligem Waschen mit kaltem 1x PBS 800 µl eiskaltes RNAzol® B gegeben, die Zellen mit einem Zellschaber abgelöst und in ein 2 ml-Eppendorfgefäß auf Eis überführt. Nach kurzem vortexen wurden 200 µl Chloroform zugegeben und für 30 sec gevortext. Nach einer 15-minütigen Inkubation auf Eis wurden die Proben für 15 min bei 12.000 x g und 4 °C zentrifugiert. Die obere wässrige Phase wurde danach vorsichtig in ein neues Eppendorfgefäß mit 1 ml gekühltem Isopropanol überführt. Nach kurzem Vortexen wurde die RNA für mind. 1 h bei -20 °C ausgefällt und danach für 30 min bei 12.000 x g und 4 °C zentrifugiert. Dann wurde das RNA-Pellet mit 70%igem kalten Ethanol gewaschen und nach 5-minütiger Trocknung bei RT in 20-25 µl RNAse-freiem DEPC-Wasser aufgenommen. Dann erfolgte die Konzentrationsbestimmung photometrisch bei einer Wellenlänge von 260 nm im NanoDrop ND-1000 Spectrophotometer (Fa. ThermoScientific). Eine optische Dichte (OD) von 1 entsprach einer RNA-Konzentration von 40 µg/ml. Die RNA wurde bei einem OD_{260}/OD_{280}-Quotienten von 1,8-2,1 als rein angesehen. Zusätzlich wurde die Qualität der RNA durch ein 1%iges Agarosegel bestimmt. Bei intakter RNA wurden zwei Banden im Gel sichtbar: die 28S rRNA-Untereinheit und die 18S rRNA-Untereinheit, wobei die obere Bande etwa doppelt so stark ausgeprägt war. Die Lagerung der isolierten RNA erfolgte bis zur weiteren Verwendung bei -80 °C.

2.3.2 Reverse Transkription

Die Gesamt-RNA wurde mit dem *RevertAid™ H Minus First Strand cDNA Synthesis Kit* (Fa. Fermentas) in cDNA umgeschrieben. Zuerst wurde ein Master Mix aus 4 µl 5x *Reaction Buffer* (250 mM Tris-HCl, 250 mM KCl, 20 mM $MgCl_2$, 50 mM DTT, pH 8,3), 1 µl RiboLock RNase Inhibitor (20 U/µl), 2 µl dNTP Mix (10 mM) und 1 µl *RevertAid H Minus M-MuLV Reverse Transcriptase* (200 U/µl) hergestellt. Dann wurden in einem zweiten Eppendorfgefäß 1 µg Gesamt-RNA und 1 µl *Random Hexamer*-Primer (100 µM) mit DEPC-Wasser zu 12 µl ergänzt. Die beiden Ansätze wurden zu einem Reaktionsvolumen von 20 µl vereint, gemischt und zentrifugiert. Alle Vorgänge geschahen auf Eis. Die Reverse Transkription erfolgte bei folgendem Temperaturschema:

Tab. 4: Temperaturprogramm der Reversen Transkription

Temperatur	Dauer
25 °C	5 min.
42 °C	60 min.
70 °C	5 min.

Bis zur weiteren Verwendung wurde die cDNA bei -20 °C gelagert und eine zusätzliche Probe (-RT-Probe) ohne Reverse Transkriptase als Kontrolle mitgeführt.

2.3.3 Polymerase-Kettenreaktion (PCR)

2.3.3.1 Klassische PCR

Die Polymerase-Kettenreaktion (PCR, *Polymerase Chain Reaction*) ist eine Standardmethode der Molekularbiologie zur Vervielfältigung bestimmter DNA-Bereiche (Mullis et al. 1987). Dazu werden die zu vervielfältigende DNA (sog. Matrize oder *Template*), eine thermostabile DNA-Polymerase, sequenzspezifische Oligonucleotid-Primer, ein Puffer und Desoxynucleotidtriphosphate (dNTPs) benötigt. Ein PCR-Programm besteht aus drei Schritten: Spaltung des DNA-Doppelstranges (Denaturierung), Hybridisierung der Oligonucleotidprimer an die einzelsträngige *Template*-DNA (*Annealing*) und Verlängerung der Primer durch die Polymerase (Elongation). Pro Zyklus wird die Zahl der *Template*-DNA verdoppelt. 25-35 Zyklen sind die Regel, was zu einer exponentiellen Synthese der *Template*-DNA führt.

Zuerst wurde ein Master Mix hergestellt, der 5 µl 5x *Green GoTaq® Flexi Buffer* (Fa. Promega), 1,5 µl MgCl2 (Fa. Promega; 25 mM), 0,5 µl dNTP´s (Fa. Fermentas, 10 mM), je 2 µl Primer (Fa. Eurofins MWG Operon bzw. Tib Molbiol; 5 µM;

Tab. 6) und 0,2 µl GoTaq® DNA Polymerase (Fa. Promega; 5 U/µl) enthielt. Dieser Ansatz wurde mit *Aqua ad iniectabilia* zu 23 µl ergänzt und 2 µl cDNA aus der Reversen Transkription (Abschnitt 2.3.2) zugegeben. Die PCR wurde nach folgendem Temperaturprogramm durchgeführt:

Tab. 5: Temperaturprogramm der Klassischen PCR.

	Temperatur	Dauer	
	94 °C	5 min.	
Denaturierung	94 °C	30 sek.	
Annealing	62 °C (-0,2 °C bei jedem Cyclus)	30 sek.	20 Zyklen
Elongation	72 °C	30 sek.	
Denaturierung	94 °C	30 sek.	
Annealing	58 °C	30 sek.	15 Zyklen
Elongation	72 °C	30 sek.	
	72 °C	7 min.	
	cooling down auf 4 °C		

Die amplifizierte cDNA wurde in einem 1,5%igen Agarosegel elektrophoretisch aufgetrennt und die Gelbilder mittels ChemiGenius^2 *Bio Imaging* System fotografiert.

Tab. 6: Primer für Klassische PCR.

Primer	TBXA2R Variante A	TBXA2R Variante B
for	Ggtggccagcgtgtgttggc	
rev	Gcgggtttcgcagcactgtc	
for	Gtgttggctgccccttctg	
rev	ctggagggacagcgacct	tgggccacagagtgagactc

2.3.3.2 Quantitative Real Time-PCR (qRT-PCR)

Die mRNA-Expression wurde mittels quantitativer *Real Time*-PCR (qRT-PCR) mit einem ABI PRISM 7900HT *Sequence Detection* System (Fa. Applied Biosystems) laut Herstellerhandbuch bestimmt. Die Quantifizierung des

Amplifikationsproduktes „in Echtzeit" (*Real Time*) beruht auf der Ausnutzung des Fluoreszenz- (oder Förster) Resonanz-Energie-Transfers (F*luorescence Resonance Energy Transfer*, FRET). Dazu wurden spezifische TaqMan®-Sonden, die am 5'-Ende mit einem *Reporter*-Fluoreszenzfarbstoff (6-Carboxyfluorescein; FAM) und am 3'-Ende mit einem nicht-fluoreszierenden Quencher, der die Fluoreszenz unterdrückt, markiert sind, verwendet. Während der PCR bindet die TaqMan-Sonde® zwischen dem *forward*- und *reverse*-Primer und wird durch die 5'-3'-Exonukleaseaktivität der Taq-Polymerase (AmpliTaq Gold®) während der Synthese des Gegenstranges am 5'-Ende abgebaut, wodurch sich Quencher und *Reporter* voneinander entfernen und eine steigende *Reporter*-Fluoreszenz gemessen werden kann. Diese steigt entsprechend der Akkumulation des PCR-Produkts mit jedem PCR-Zyklus an.

Die für eine qRT-PCR benötigten Bestandteile (Sonde/*Probe*, *for*- und *rev*-Primer) werden von der Firma Applied Biosystems in sog. *pre-designed* TaqMan® *Gene Expression Assays* bereits validiert angeboten. Für den Nachweis des TBXA2R wird nur ein Assay angeboten, der Exon-überspannend an Exon 2 und 3 bindet und somit unspezifisch beide Varianten des TBXA2R detektiert (Hs00169054_m1, Fa. Applied Biosystems). Daher wurde die Synthese eines Varianten-spezifischen qRT-PCR-*Assays* bei der Firma Tib Molbiol in Auftrag gegeben. Die Firma lieferte zwei *forward*-Primer, und pro Variante je zwei *reverse*-Primer (siehe **Tab. 7**).

Tab. 7: *Gene Expression Assay* für qRT-PCR zum spezifischen Nachweis der Transkriptionsvarianten des TP-Rezeptors (Fa. Tib Molbiol).

Primer		TBXA2R Variante 2/α	TBXA2R Variante 1/β
for	TBXA2R S	ctgcccttctggtcttca	
	TBXA2R F		gtgttggctgcccttctg
rev	TBXA2R Var2/Var1 A	ctggagggacagcgacct	cagagtgagactccgctggg
	TBXA2R Var2/Var1 R	gcgctctgtccacttcctac	tgggccacagagtgagactc
Sonde	TBXA2R TM	FAM-cccgcctgccatgagcccc-BBQ	

Um Schwankungen in der Menge des Ausgangsmaterials zu korrigieren, wurde auf jeder Platte ein externer Standard, ein sog. Referenzgen (*Housekeeping Gene*), mitgemessen, dessen Menge in den Proben konstant ist. Dazu diente Glycerinaldehyd-3-phosphat-Dehydrogenase (GAPDH). Zusätzlich enthielt der verwendete 2x TaqMan® Universal PCR *Master* Mix (Fa. Applied Biosystems) eine passive Referenz (ROX).

Dann wurde entsprechend der Anzahl der Proben ein Master Mix pipettiert bestehend aus 10 µl 2x TaqMan® *Universal PCR Master* Mix (Fa. Applied Biosystems), 6 µl Wasser und 1 µl des entsprechenden TaqMan® *Gene Expression Assays* (Fa. Applied Biosystems). Zum spezifischen Nachweis der TBXA2R-Varianten wurden 10 µl 2x TaqMan® *Universal PCR Master* Mix mit 2 µl Wasser, je 2 µl Primer und 1 µl FAM-gelabelte Sonde gemischt. Es wurden 8 µl des Master Mixes pro Well der 384-well Multiply® PCR-Platte (Fa. Sarstedt) vorgelegt und jeweils 2 µl der mit Wasser 1:10 verdünnten cDNA-Probe (Abschnitt 2.3.2) zugegeben. Die Amplifizierung der entsprechenden Genabschnitte erfolgte nach folgendem Temperaturschema:

Tab. 8: Temperaturprogramm der qRT-PCR.

	Temperatur	Dauer	
	50 °C	2 min.	
	95 °C	10 min.	
Denaturierung	95 °C	15 sek.	40 Zyklen
Annealing	60 °C	1 min.	

Jede Messung erfolgte als Doppelbestimmung und wurde mit der ABI PRISM 7900HT Sequence Detection System Software, Version 2.2 ausgewertet. Die Berechnung der relativen Genexpression wurde mit der ΔΔcT-Methode durchgeführt.

2.4 Western Blot

2.4.1 Proteingewinnung

Die Zellen wurden vor der Proteingewinnung mit kaltem 1x PBS gewaschen.

2.4.1.1 Gesamtprotein

Die 6-Well Zellkulturplatte oder die 25 cm^2-Zellkulturflasche wurde dann auf Eis gestellt und es wurden 100 µl eiskalter Lysispuffer pro Well zugegeben. Die Zellen wurden mit einem Zellschaber abgelöst und in ein 1,5 ml-Eppendorfgefäß auf Eis überführt. Zur weiteren Zerkleinerung wurde die Zellsuspension mit einer 1 ml-Spritze und einer 27''G-Kanüle dreimal hoch- und runtergezogen und bei 12.000 x g und 4 °C für 5 min zentrifugiert. Der Überstand wurde zur Proteinbestimmung eingesetzt und dann aliquotiert und bei -80 °C gelagert.

2.4.1.2 Membranfraktion

Der Inhalt von zwei 75 cm^2-Zellkulturflaschen wurde mit 10 ml kaltem 1x PBS vom Flaschenboden abgespült und in 12 ml-Röhrchen überführt. Nach 5-minütiger Zentrifugation bei 320 x g wurde der Überstand abgesaugt und das Zellpellet in 650 µl Homogenisierungspuffer resuspendiert. Diese Suspension wurde in ein 2 ml-Eppendorfgefäß überführt und mit einer Metallkugel 2 x 3 min bei 20 Hz im *Tissue Lyser* homogenisiert. Nach Entfernung der Metallkugel wurde 15 min bei 800 x g und 4 °C zentrifugiert, um den Zellschrott zu entfernen. Der Überstand wurde in ein neues 2 ml-Eppendorfgefäß überführt und der Vorgang noch einmal wiederholt. Der Überstand wurde danach in dickwandige Zentrifugenröhrchen überführt und eine Ultrazentrifugation bei 100.000 x g und 4 °C für 1 h durchgeführt. Im Überstand befanden sich die cytosolischen Proteine und im Pellet die Membranproteine. Das Zellpellet wurde in 100 µl Resuspensionspuffer mit Hilfe einer 1 ml-Spritze und einer 27''G-Kanüle resuspendiert und dann erneut bei 100.000 x g und 4 °C für 30 min ultrazentrifugiert. Das Zellpellet enthielt nun die Proteine der Kernmembran und Mitochondrien und der Überstand die Plasma-, Golgi- und Endoplasmatisches Retikulummembranen, Lysosomen und Microsomen. Der Überstand wurde zur Proteinbestimmung eingesetzt, aliquotiert und bei -80 °C gelagert.

2.4.2 Proteinbestimmung

Die Konzentrationsbestimmung der Proteine erfolgte mit dem *Protein Assay Dye Reagent Concentrate* (Fa. Bio-Rad) nach Bradford. Das Prinzip beruht auf der Komplexbildung des Triphenylmethanfarbstoffes Coomassie-Brilliant-Blau G-250 (CBBG) mit vor allem basischen (z.B. Arginin) und aromatischen Amino-Gruppen der Proteine. Dies führt zu einer Verschiebung des Absorptionsmaximums des roten, ungebundenen Bradford-Reagenz von 470 nm zu 595 nm des blauen, komplexierten Farbstoffs. Die Zunahme der Absorption bei 595 nm ist ein Maß für die Proteinkonzentration der Lösung. In einer Photometerküvette wurden 790 µl *Aqua ad iniectabilia* vorgelegt, 10 µl Standard bzw. Probe und 200 µl Bradford-Reagenz zugegeben und mit einem Plastikspatel gut durchmischt. Nach 15-minütiger Inkubation erfolgte die Messung bei 595 nm im Photometer Smart Spec 3000 (Fa. Bio-Rad). Die Subtraktion des Nullwertes (800 µl *Aqua ad iniectabilia* plus 200 µl Bradford-Reagenz) und der Bezug auf die Standardkurve (Immunglobulin G) in den Konzentrationen 3,45, 6,90, 10,35, 13,8 und 17,25 µg/ml ergab die Proteinkonzentration im Lysat.

2.4.3 Deglykosylierung

Die Entfernung der N-Glykosylierungen erfolgte mit dem Enzym PNGase F (Peptide-N-Glycosidase F; Fa. QA-Bio). 50–150 µg Protein (max. 35 µl Proteinlysat) wurden in ein 1,5 ml-Eppendorfgefäß überführt und zu 35 µl mit *Aqua ad iniectabilia* ergänzt. 10 µl 5x Reaktionspuffer (pH 7,5; keine genaueren Angaben) und 2,5 µl Denaturierungslösung (2% SDS, 1 M β-Mercaptoethanol) wurden zugegeben und 5 min bei 100 °C erhitzt. Das Gemisch wurde dann ca. 5 min auf Eis runtergekühlt und 2,5 µl 15% Triton X-100 zugegeben und gevortext. Nach der Zugabe von 2 µl PNGase F wurde für 3 h bei 37 °C inkubiert. Die verdauten Proteine wurden bei -80 °C weggefroren und dann 10 µl des Reaktionsgemisches für den Western Blot verwendet.

2.4.4 SDS-PAGE

Die Auftrennung der Proteine erfolgte mit Hilfe eines SDS-PAGE (*Sodium Dodecylsulfate Polyacrylamide Gel Electrophoresis*, Natriumdodecylsulfat-Polyacrylamidgelelektrophorese). Dabei wandern die negativ geladenen SDS-Protein-Komplexe während der Elektrophorese zum Plus-Pol und werden durch den Molekularsiebeffekt der porösen Polyacrylamidmatrix nach ihrem Molekulargewicht aufgetrennt. Das Polyacrylamid-Gel besteht aus einem Trenngel überschichtet von einem Sammelgel. Für Proteine mit einem MG<40 kDa wurden 16,5%ige Trenngele, für Proteine mit MG>40 kDa 10%ige Trenngele verwendet.

Zur Herstellung des Trenngels wurden die entsprechenden Mengen des 50%igen Glycerin/Wasser-Gemisches, 40%iger Acryl-/Bisacrylamid-Lösung und 4x *Lower* Tris auf Eis zusammenpipettiert. Die Zugabe der Polymerisationskatalysatoren TEMED und APS erfolgte danach unter Rühren auf dem Magnetrührer. Die Lösung wurde dann zügig in die Gelkammer gegossen, zum Schutz vor Austrocknung mit destilliertem Wasser überschichtet und 1 h die Polymerisation des Acrylamids abgewartet. Für das 4%ige Sammelgel wurden Wasser, 40%ige Acryl-/Bisacrylamid-Lösung und 4x *Upper* Tris auf Eis zusammenpipettiert. Die Zugabe der Polymerisationskatalysatoren TEMED und APS erfolgte auch hier unter Rühren und nach dem Abgießen des

Wassers vom Trenngel wurde zügig das Sammelgel darübergegossen und ein 10-Taschen Kamm eingesetzt. Nach weiteren 45 Minuten wurden die Gele in die Elektrophorese-Kammer eingesetzt und die Kammer mit kaltem Laufpuffer aufgefüllt.

Alle Proben wurden auf Eis aufgetaut. Die entsprechende Proteinmenge wurde mit Wasser auf 8 µl ergänzt, 10 µl Proben-Puffer und 2 µl *Load Mix* zugesetzt, kurz gevortext und 10 min bei 95 °C erhitzt. Nach Zentrifugation für 10 min bei 13.000 x g und 4 °C wurden pro Slot 20 µl-Probenansatz bzw. 10 µl Proteinstandard aufgetragen. Die Elektrophorese wurde bei 50 V für 60 min begonnen und bei 150 V für ca. 2 h fortgesetzt.

2.4.5 Coomassie-Färbung

Mit dem Triphenylmethanfarbstoff Coomassie-Brillant-Blau G-250 lassen sich Proteine im SDS-PAGE unspezifisch anfärben, da sich der Farbstoff an die basischen Seitenketten der Aminosäuren anlagert. Dazu wurde das Polyacrylamidgel dreimal 15 min mit Millipore-Wasser gewaschen und anschließend 1 h bei RT mit *GelCode™ Blue Stain Reagent* (Fa. Thermo Scientific) inkubiert. Danach wurde 1 h mit Millipore-Wasser gewaschen und das Coomassie-gefärbte SDS-PAGE mit dem ChemiGenius^2 Bioimaging System fotografiert.

2.4.6 Blotten der Proteine

Als Blot-Membranen wurden Nitrocellulosemembranen mit 0,45 µm Porengröße verwendet. Diese sind hydrophob, besitzen eine hohe Proteinbindungskapazität und selbst Peptide mit nur 20 Aminosäuren haften noch auf ihnen. Zur Aktivierung der Bindungsstellen der Nitrocellulosemembran enthielt der Transferpuffer 20% Methanol.

Vor dem Transfer der Proteine vom Gel auf die Nitrocellulosemembran wurden das Gel, die Filterpapiere (Whatman), die Membran und die Schwämme für 15 min in Transferpuffer equilibriert. Dann wurde wie folgt geschichtet: Schwamm – 3 Lagen Filterpapier – Nitrocellulosemembran – Gel – 3 Lagen Filterpapier – Schwamm. Zwischendurch wurde immer wieder vorsichtig glatt gestrichen, um die Luftblasen zu entfernen. Der Transfer-Stapel und ein Kühlakku wurden in die Blotkammer eingesetzt und die Kammer mit kaltem Transferpuffer aufgefüllt. Der Transfer erfolgte bei 300 mA für 2 h bzw. bei kleinen Proteinen (MG<40 kDa) bei 150 mA für 1,5 h. Nach der Hälfte der Blotting-Zeit wurde der Kühlakku gewechselt.

Um zu überprüfen, ob die Proteine gleichmäßig und blasenfrei auf die Membran geblottet wurden, erfolgte eine Proteinfärbung mit Ponceaurot, dessen Nachweisgrenze schon bei >50 ng Protein/Bande liegt. Nach 10-minütiger Inkubation mit Ponceau wurde die Membran mehrmals mit Millipore-Wasser gewaschen und mit dem ChemiGenius^2 Bioimaging System fotografiert. Nach der Ponceaufärbung wurde die Membran 5 min mit TBS-T gewaschen.

2.4.7 Blocken

Zur Absättigung restlicher Proteinbindungsstellen der Membran wurde mit 5% Milchpulver in TBS-T für 1 h bei RT geblockt.

2.4.8 Immunfärbung

Die Inkubation der Blotmembran mit dem 1. Antikörper (**Tab. 9**) erfolgte immer bei 4 °C über Nacht.

Tab. 9: 1. Antikörper

1.Antikörper	Verdünnung	Spezies	Lösung
TPα (AS 323-343)	1:200	Rabbit	TBS-T + 1% Milchpulver
TPβ (AS 394-407)	1:1000	Rabbit	TBS-T + 0,5% BSA
phospho-p90RSK (Ser380) phospho-Akt (Ser473) phospho-p44/42 MAP Kinase (Erk1/2; Thr202/Tyr204) Phosphor-S6 Ribosomal Protein (Ser235/236) eIF4E	1:200	Rabbit	TBS-T + 2% Milchpulver + 1% BSA
β-Tubulin	1:200	Mouse	TBS-T

Methoden

			+ 5% Milchpulver
phospho-Cofilin (Ser3)	1:1000	Rabbit	TBS-T + 5% BSA
Cofilin	1:500		

Anschließend wurde die Membran fünfmal für jeweils 10 min mit TBS-T gewaschen, um nicht-gebundenen Antiköper zu entfernen.

Danach erfolgte eine einstündige Inkubation bei RT mit einem HRP (*Horseradish Peroxidase*)-konjugiertem 2. Antikörper (**Tab. 10**).

Tab. 10: 2. Antikörper

2. Antikörper	Verdünnung	Spezies	Lösung
anti-rabbit IgG HRP	1:5000	Goat	TBS-T + 5 % Milchpulver
anti-mouse IgG HRP	1:2000	Donkey	TBS-T + 5 % Milchpulver

Nach der Inkubation wurde die Membran zweimal für 15 min mit TBS-T und anschließend einmal 10 min mit TBS gewaschen. Zur Anfärbung der Banden wurde *Super Signal West Dura Extended Duration Substrate* (Fa. Thermo Scientific) verwendet. Kurz vor Gebrauch wurden die beiden Lösungen des Kits im Verhältnis 1:1 gemischt, die Membran damit 3 min inkubiert und dann luftblasenfrei in Klarsichtfolie gelegt. Der HRP-konjugierte 2. Antikörper katalysiert die Oxidation des Luminol in der Lösung und löst damit eine Chemilumineszenz aus, die mit dem ChemiGenius^2 Bioimaging System detektiert wurde. Die Belichtungszeit lag zwischen 30 sec und 15 min.

2.5 Organbad

Die Organbad-Versuche wurden nur möglich durch die freundliche Unterstützung und Bereitstellung der Apparatur durch Prof. Dr. Stephan Baldus, Klinik und Poliklinik für Allgemeine und Interventionelle Kardiologie, Universitäres Herzzentrum (UHZ) Hamburg.

2.5.1 Präparation der Aorten- bzw. Arterienringe

2.5.1.1 *Aorta thoracica*, Ratte

Die Organentnahme aus unbehandelten Wildtyp-Wistar Ratten wurde vom Amt für Gesundheit und Verbraucherschutz der Freien und Hansestadt Hamburg genehmigt. Die Tötung der Tiere erfolgte gemäß den geltenden tierschutzrechtlichen Bestimmungen.

Die absteigende Aorta (*Aorta descendens*) unterteilt sich in die Brustaorta (*Aorta thoracica*) und die Bauchaorta (*Aorta abdominalis*). Für die Organbad-Versuche mit tierischem Material wurde die *Aorta thoracica* verwendet.

Da der Einsatz von Narkotika wie Nembutal die Vasodilatation von Gefäßen beeinflussen kann (Akata 2007), erfolgte eine Kurzbetäubung der Ratten mit Ether. Der Bauchraum und der Brustkorb wurden eröffnet, Heparin (500 I.E./ml) wurde zur Vermeidung von Thromben in der Aorta in die Herzspitze injiziert und die Tiere wurden durch erschöpfende Blutentnahme getötet. Dieser Vorgang wurde möglichst zügig durchgeführt. Danach wurde mit 1x PBS perfundiert. Die gesamte absteigende Aorta (*Aorta descendens*) wurde herauspräpariert und in einer Petrischale mit Krebs-Henseleit-Puffer auf Eis vollständig vom umringenden Fettgewebe befreit (**Abb. 16**A, B). Anschließend wurde die *Aorta thoracica* zur Verwendung im Organbad in 0,5 cm-lange Ringe geschnitten.

2.5.1.2 *Arteria mammaria interna*, human

Für die Organbad-Versuche an humanen Arterien-Ringen wurden Stücke der *Arteria thoracica interna* („innere Brustkorbarterie", auch *Arteria mammaria interna;* engl. *Internal Mammarian Arteria,* kurz: *IMA*) verwendet, die bei Bypass-OPs gewonnen und nicht weiter in der OP benötigt wurden. Sie wurden in 1x PBS auf Eis transportiert und die Feinpräparation erfolgte in einer Petrischale mit Krebs-Henseleit-Puffer auf Eis. Anschließend wurde das *A. mammaria*-Stück zur Verwendung im Organbad in ungefähr 0,5 cm-lange Ringe geschnitten.

Die Gefäßringe wurden auf Häkchen gefädelt und diese an einem Spannungsmesser in einen auf 37 °C erwärmten und mit Carbogen (95% O_2, 5% CO_2)-begasten Krebs-Henseleit-Puffer aufgehängt (**Abb. 16C**). Nach einer langsamen Erhöhung der Spannung auf *Baseline*-Niveau (30 mN für die *Aorta thoracica*, Ratte; 20 mN für die humane *A. mammaria*) innerhalb von ca. 30 min, was dem Innendruck des jeweiligen Gefäßes *in vivo* aufgrund des Blutflusses entspricht, begann die eigentliche Messung.

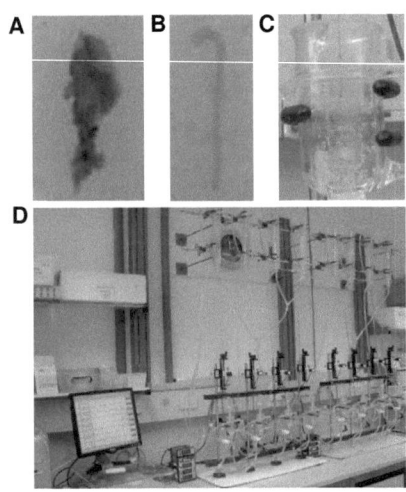

Abb. 16: Organbad. (A) Frisch herauspräparierte, (B) vom umliegenden Gewebe freipräparierte und (C) im Organbad aufgehangene *A. thoracica*, Ratte, (D) Organbad-Apparatur mit 8 Bädern.

2.5.2 Vasokonstriktion

Um die Kontraktionsfähigkeit und damit die Funktionalität der Ringe zu testen, wurden sie mit KCl (80 mM; *Aorta thoracica*, Ratte) bzw. $PGF_{2\alpha}$ (6 µM; *A. mammaria*, human) bis zu einem stabilen Plateau kontrahiert. Diese Kontraktion wurde später als maximale Kontraktion betrachtet und zu 100% gesetzt. Zuerst wurde ein Screening verschiedener F_2-Iso- und B_1/F_1-Phytoprostane in konstanter Konzentration (3 µM) durchgeführt. Ergänzend dazu wurden

Konzentrations-Wirkungs-Kurven (10^{-9}-$10^{-5,5}$ M) mit ausgewählten F_2-IsoPs und zum Vergleich mit 8-iso-$PGF_{2\alpha}$ aufgenommen.

2.5.3 Vasodilatation

Vasodilatationsversuche wurden nur mit den Aortenringen (*Aorta thoracica*) der Ratten aus den Tierversuchen (siehe Abschnitt 2.6.2 und **Abb. 17**) durchgeführt, um eine endotheliale Dysfunktion aufzudecken. Um die generelle Funktionalität der Aortenringe zu testen, wurde mit einem mehrmaligen Kontraktionstraining der Aortenringe durch KCl (80 mM) begonnen. Nach zweimaligem Waschen wurde eine definierte Konzentration an Phenylephrin (Phe; 0,6 µM) hinzugegeben und eine maximale Kontraktion bis zu einem stabilen Plateau abgewartet (ca. 20 min). Zur Messung der endothelabhängigen Relaxation wurde Acetylcholin in steigenden Konzentrationen (ACh; 10^{-9}-10^{-4} M) zugegeben (**Abb. 17**). Danach wurde zweimal gespült und bis zum Erreichen einer stabilen *Baseline* gewartet. Anschließend wurde nach erneuter Kontraktion mit Phenylephrin (0,6 µM; Phe) die endothel-unabhängige Relaxation durch Zugabe von Nitroprussid in steigender Konzentration (SNP, *Sodium Nitroprusside;* 10^{-11}-10^{-6} M) gemessen.

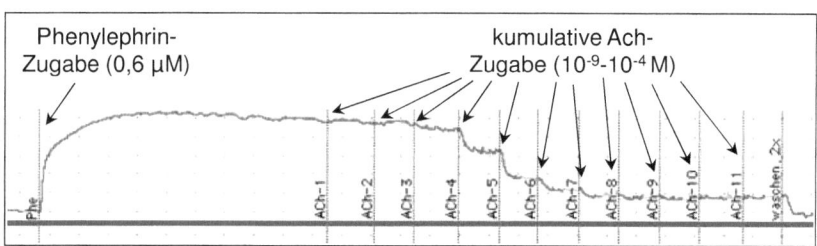

Abb. 17: Verlauf einer endothelabhängigen Dilatation nach Kontraktion durch Phenylephrin (*A. thoracica*, Ratte).

Die Aufzeichnung der Messung am Organbad erfolgte mit Chartv4.0 (Fa. ADInstruments; **Abb. 17**). Das Programm ermittelte das Maximum (für die Kontraktions-Versuche) bzw. Mininum (für die Dilatationsversuche) des Kurvenverlaufs in einem Kurvenabschnitt, d.h. zwischen zwei Substanzzugaben.

2.6 In vivo-Modelle

2.6.1 Invasive Blutdruckmessung

Die Experimente zur invasiven Blutdruckmessung erfolgten in Zusammenarbeit mit Dr. med. Anika Seniuk, Institut für Vegetative Physiologie und Pathophysiologie, Universitätsklinikum Hamburg-Eppendorf.

2.6.1.1 Versuchstiere und Genehmigungen

Die Versuche wurden mit C57/BL6-Wildtyp-Mäusen durchgeführt, die von der Firma Charles River Laboratories bezogen wurden.

Die Durchführung erfolgte gemäß den geltenden tierschutzrechtlichen Bestimmungen und wurde vom Amt für Gesundheit und Verbraucherschutz der Freien und Hansestadt Hamburg unter der Nummer 91/09 genehmigt.

2.6.1.2 Durchführung

Den Mäusen wurde 1 ml/100 g KG einer Narkoselösung aus 12 mg/ml Ketamin und 1,6 mg/ml Xylazin in 0,9%iger Kochsalz-Lösung i.p. injiziert. Zur Messung des Blutdrucks und der Herzfrequenz erfolgte zunächst die Implantation eines Telemetriesenders in die *Arteria carotis communis* (kurz: *A. carotis*; Kopfschlagader; **Abb. 18**A). Dazu wurde die linke *A. carotis* freipräpariert und auf Höhe der Bifurkation abgebunden. Der Katheter mit dem Telemetriesender wurde über die *A. carotis* bis zur Aorta eingeführt. Die Lage des Katheters wurde mittels Analyse der Druckkurve kontrolliert und der Katheter mit zwei Nylonfäden fixiert. Anschließend wurden die Mäuse auf Inhalationsnarkose mit 0,5% Isofluran umgestellt. Für die Implantation des zentralvenösen Katheters in die *Vena femoralis* (kurz: *V. femoralis*; tiefe Oberschenkelvene), der zur Applikation der zu testenden Substanzen diente, wurde zunächst die Gefäß-Nerven-Strasse aus *V. femoralis*, *Arteria femoralis* und *Nervus femoralis* freipräpariert. *A. femoralis* und *V. femoralis* wurden gut voneinander getrennt, der Katheter mit einem Heparin-NaCl-Gemisch befüllt, in die *V. femoralis* implantiert und mit drei Nylonfäden fixiert (**Abb. 18**B).

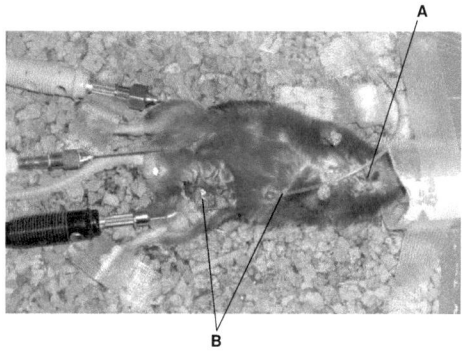

Abb. 18: Invasive Blutdruckmessung. (A) Katheter mit Telemetriesender zur Blutdruck- und Herzfrequenzmessung in *A. carotis*; (B) zentralvenöser Katheter zur Applikation der Testsubstanzen in der *V. femoralis*.

Initial wurden zunächst als Kontrolle 150 µl 0,9%ige Kochsalz-Lösung über den venösen Katheter über 15 min infundiert und anschließend gewartet bis der Blutdruck wieder auf Ausgangsniveau war. Anschließend wurden 150 µl der 8-iso-PGF$_{2\alpha}$-Lösung (3×10^{-5} M in 0,9%iger NaCl; 0,1% EtOH) infundiert und der Blutdruck sowie die Herzfrequenz über einen Zeitraum von 15 min beobachtet. Nach Applikation der Substanzen wurden die Mäuse tiefer in Narkose versetzt (2-4% Isofluran).

2.6.2 Hämochromatose-Rattenmodell

Der Tierversuch wurde in Zusammenarbeit mit PD. Dr. med. Dr. rer. nat. Peter Nielsen, Institut für Molekulare Zellbiologie, Universitätsklinikum Hamburg-Eppendorf durchgeführt.

2.6.2.1 Versuchstiere und Genehmigungen

Für den Versuch wurden Wistar-Ratten verwendet. Dieser Albino-Ratten-Stamm wurde im Wistar-Institut in Philadelphia, USA gezüchtet und war der erste Ratten-Stamm, der als Modellorganismus in der medizinischen und biologischen Forschung verwendet wurde. Da jedoch männliche Wistar-Ratten durch die lange Versuchsdauer ein Endgewicht von ca. 500 g erreicht hätten, wurde die kleinere Gattung Wistar Han IGS verwendet. Diese Rattengattung erreichte ein Endgewicht im Rahmen der Versuchsdauer von etwa 380 g. Die männlichen Wistar Han IGS Ratten wurden im Alter von 3 Wochen von der Firma Charles River Laboratories bezogen.

In einem zweiten Versuchsansatz wurden zwei Gruppen mit weiblichen Wistar Ratten untersucht. Auch diese Tiere wurden im Alter von drei Wochen von der Firma Charles River bezogen.

Der Tierversuch wurde vom Amt für Gesundheit und Verbraucherschutz der Freien und Hansestadt Hamburg unter der Nummer 13/08 genehmigt. Die Haltung der Tiere und Durchführung der Versuche erfolgte gemäß den geltenden tierschutzrechtlichen Bestimmungen.

2.6.2.2 Versuchsgruppen und -dauer

Es wurden Käfige mit je vier Tieren den Gruppen zugeordnet. Gemäß eines genau festgelegten Zeitplans wurden zuerst vier Tiere der Gruppen A-E (**Tab. 11**) in den Versuch eingeschlossen, gefolgt von der zweiten Hälfte dieser Gruppen in der gleichen Reihenfolge (Reihenfolge: A1, B1,..., E1, A2, B2,...). Zuletzt wurden in den Gruppen F und G jeweils vier weibliche Wistar Ratten, untersucht (**Tab. 12**). Die Versuchsdauer betrug 11 Wochen.

Tab. 11: Versuchsgruppen Wistar Han IGS Ratten, männlich.

Gruppe	Gruppenart	Tieranzahl	Minipumpe*	Rattendiät *ad libitum*
A	Kontroll-gruppe	je Gruppe n = 8	--keine--	Eisenarm
B			EtOH [10%]	
C	Versuchs-gruppe		Furegrelat [5 mg/ml; 10% EtOH]	Eisenangereichert (0,5% TMH-Ferrozen)
D				
E			SQ-29548 [1 mg/ml; 10% EtOH]	

*Osmotische Minipumpen (Fa. ALZET); für 6 Wochen Modell 2006 (Freisetzungsrate: 0,15 µl/h), danach für 5 Wochen Modell 2ML4 (Freisetzungsrate: 2,5 µl/h)

Tab. 12: Versuchsgruppen Wistar Ratten, weiblich.

Gruppe	Gruppenart	Tieranzahl	Minipumpe*	Rattendiät *ad libitum*
F	Kontrollgruppe	je Gruppe n = 4	--keine--	Eisenarm
G	Versuchsgruppe			Eisenangereichert (0,5% TMH-Ferrozen)

2.6.2.3 Fütterung

Die experimentelle Eisenüberladung wurde durch die Fütterung einer Diät über 11 Wochen induziert (Nielsen et al. 1993). Die Kontrollgruppen erhielten eine eisenarme Diät (Fa. Altromin; Eisengehalt <10 mg/kg), die in den Versuchsgruppen mit 0,5% 3,5,5-Trimethylhexanoyl (TMH)-Ferrozen angereichert wurde. Die Tiere hatten freien Zugang zu Futter und Wasser *ad libitum*.

2.6.2.4 Wirkstoffe und Applikationsart

Um den Tieren eine tägliche s.c. Applikation der Wirkstoffe zu ersparen, aber eine konstante Dosierung pro Tier und Zeit sicherzustellen, wurden ihnen osmotische Minipumpen der Firma Alzet s.c. im Nacken implantiert.

Der TxA_2 Synthase-Inhibitor Furegrelat wurde als 5 mg/ml-Lösung in Wasser mit 10% Ethanol und der Thromboxan Rezeptor-Antagonist SQ-29548 als 1 mg/ml-Lösung in Wasser mit 10% Ethanol in die Pumpen gegeben.

Im Alter von vier Wochen (Körpergewicht ca. 100 g) wurde den Tieren das Pumpenmodell 2006 s.c. im Nacken implantiert, das eine Wirkstofffreisetzung von 0,15 µl/h über sechs Wochen garantiert.

Nach sechs Wochen, d.h. etwa im Alter von zehn Wochen (Körpergewicht ca. 300 g), wurde das Pumpenmodell 2006 explantiert und das Modell 2ML4 implantiert, das eine Wirkstofffreisetzung von 2,5 µl/h über vier Wochen gewährleistet.

2.6.2.5 Ablauf Minipumpenimplantation

Es wurde eine Narkoselösung aus 12 mg/ml Ketamin und 1,6 mg/ml Xylazin in 0,9%iger Kochsalz-Lösung hergestellt. Den Tieren wurden 0,5-1 ml/100 g Körpergewicht der Narkoselösung i.p. injiziert.

Der Nackenbereich der Tiere wurde geschoren und verbliebene Stoppeln und Fellreste mit Klebeband entfernt. Der „OP-Bereich" im Nacken wurde mit Cutasept® desinfiziert und die Augen als Schutz vor Austrocknung mit Bepanthen® Augen- und Nasensalbe benetzt.

Es wurde ein horizontaler Schnitt im Nackenbereich gemacht und mit Hilfe einer Schere eine Tasche zwischen Fell und Unterhaut gebildet, in die die Minipumpe -mit der Öffnung in kaudaler Richtung- hineingeschoben wurde. Die Wunde wurde mit zwei bis drei Klammern geschlossen.

Als Antibiose und Analgesie wurde den Tieren 10 mg/kg KG Enrofloxazin und 5 mg/kg KG Carprofen s.c. in eine Bauchfalte injiziert. Die Wunden wurden mit Betaisodona®-Lösung desinfiziert.

Bis zum Erwachen wurden die Tiere auf mit warmem Wasser gefüllten Einmalhandschuhen gebettet und beobachtet.

2.6.2.6 Blutdruckmessung

Die Blutdruckmessung erfolgte mit *Tail cuff*-Plethysmografie (TSE-systems, Bad Homburg). Diese nicht-invasive Methode ermöglicht die systolische Blutdruckmessung am lebenden, wachen Tier nach Riva-Rocci. Die Tiere wurden dazu in Röhren gesetzt, die durch ein zirkulierendes Wasserbad erwärmt wurden, was zur vermehrten Durchblutung der Schwanzarterie führt. Um den Schwanz der Ratten wurde eine Manschette gelegt, aufgepumpt und beim Ablassen der Luft wurde der Blutdruck zum Zeitpunkt des wieder sichtbaren Blutstromes im Plethysmogramm gemessen (**Abb. 19**A).

Nach der Gewöhnung der Tiere an die Apparatur wurden an zwei unterschiedlichen Tagen (zwei bzw. eine Woche vor Versuchsende) je sechs Messwerte pro Tier aufgenommen.

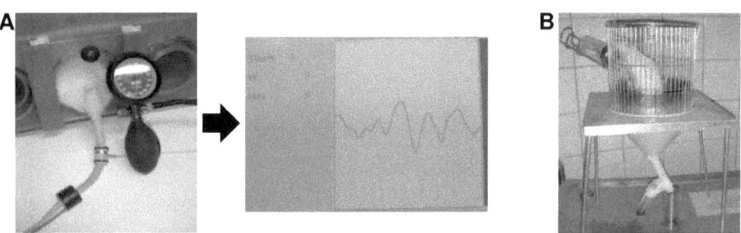

Abb. 19: (A) *Tail cuff*-Plethysmographie als nicht-invasive Messmethode des systolischen Blutdrucks, (B) Stoffwechselkäfig zur Sammlung des 24 h-Urins.

2.6.2.7 Sammlung von 24h-Urin

In der Woche vor der Tötung wurden die Tiere für 24 h in einen Stoffwechselkäfig gesetzt (**Abb. 19**B). Dieser Käfig ermöglicht bei freiem Zugang zu Wasser und Futter die getrennte Sammlung von Urin und Kot. Die Urinproben wurden zu 5 ml und 500 µl aliquotiert und mit Antioxidanz (EDTA, 4-Hydroxy-TEMPO, jeweils 1 mM) bei -80 °C weggefroren.

2.6.2.8 Tötung und Organentnahme

Nach Kurzbetäubung mit Ether wurden der Bauchraum und der Brustkorb eröffnet. Es wurde Heparin (500 I.E./ml) in die Herzspitze injiziert und die Tiere durch erschöpfende Blutentnahme getötet. Dieser Vorgang wurde möglichst zügig durchgeführt. Danach wurde mit 1x PBS perfundiert.

Nieren, Leber und Herz wurden entnommen und für histologische Untersuchungen sowie für evtl. spätere Genexpressionsanalysen entsprechend asserviert.

Als letztes wurde die gesamte absteigende Aorta (*Aorta descendens*) herauspräpariert und in einer Petrischale mit Krebs-Henseleit-Puffer auf Eis kurz zwischengelagert (**Abb. 16**A, Abschnitt 2.5.1.1).

Methoden

2.7 8-iso-PGF$_{2\alpha}$-Extraktion aus dem 24h-Urin

2.7.1 Immunoaffinitätschromatographie

Der 24h-Urin aus dem Tierversuch (siehe Abschnitt 2.6.2) wurde aliquotiert und mit Antioxidanz (EDTA, 4-Hydroxy-TEMPO, jeweils 1 mM) bei -80 °C aufbewahrt.

Für die Extrahierung von 8-iso-PGF$_{2\alpha}$ durch Immunoaffinitätschromatographie wurden 20 µl interner Standard [^{2}H$_4$]-15(S)-8-iso-PGF$_{2\alpha}$ (0,25 ng/µl) zu 5 ml Probe pipettiert, was zu einer Endkonzentration des Standards von 1 ng/ml führte. Nach Vortexen wurden die Proben 5 min bei 2.000 rpm und RT zentrifugiert und direkt auf die Immunoaffinitätssäulen (Fa. Cayman Chemical) gegeben. Die Säulen wurden danach mit 10 ml Säulenpuffer und 10 ml Millipore-Wasser gewaschen. Anschließend wurden die Proben mit 3 ml Elutionslösung (95% Ethanol abs, 5% Millipore-Wasser) eluiert und einzeln aufgefangen. Die Säulen wurden mit 10 ml Millipore-Wasser und 10 ml Säulenpuffer gewaschen und mit 10 ml Säulenpuffer bei 4°C zur weiteren Verwendung aufbewahrt.

2.7.2 Derivatisierung der Proben

Die Eluate wurden bei ca. 60 °C eingeengt und das Pellet in 300 µl Ethanol resuspendiert und vorgetext. Mit einer Pipette wurden die Proben in silanisierte Spitzvial-Autosamplerfläschchen überführt und bis zur Trockne eingeengt. Für die erste Derivatisierung wurden 10 µl Methanol, 100 µl Acetonitril, 10 µl Hünigbase (N,N-Diisopropylethylamin, C$_8$H$_{19}$N) und 10 µl 2,3,4,5,6-Pentafluorobenzyl (PFB)-Bromid (33% (v/v) in Acetonitril) zu jeder Probe zugegeben und bei 30 °C für 1 h inkubiert. Danach wurden die Proben wieder bis zur Trockne eingeengt. Die zweite Derivatisierung erfolgte mit 100 µl N,O-Bis(trimethylsilyl)trifluoroacetamid (BSTFA) bei 60 °C für 1 h. Nach dem Abkühlen wurden die Proben in Flachboden-Autosamplerfläschchen mit Mikroeinsatz umgefüllt und bis zur GC-MS Messung bei 4 °C gelagert.

Die Quantifizierung erfolgte mit Gaschromatographie-Massenspektrometrie (GC-MS) nach einem in unserem Labor standardisierten Verfahren (Schwedhelm et al. 2000, Tsikas et al. 2003).

2.8 Albumin-Bestimmung im Rattenurin

Die Bestimmung des Albumins im 24h-Urin der Ratten erfolgte mit dem *Nephrat Competitive ELISA Assay* (Fa. Exocell). Zuerst wurden alle Reagenzien auf RT gebracht. Dann wurden für die Standardkurve in den Wells A1 bis H2 der *rat-albumin coated* 96-Well Platte je 100 µl *EIA Diluent* (keine weiteren Angaben vom Hersteller) vorgelegt. In die Wells A1 und A2 wurden je 100 µl des *Rat Serum Albumin* (RSA)-Standards (20 mg/dl) zupipettiert, gemischt und davon 100 µl in die Wells B1 und B2 pipettiert usw. Es wurde so eine Standardkurve im Konzentrationsbereich von 0,156 bis 10 mg/dl erstellt. In allen anderen Wells wurden 90 µl *EIA Diluent* vorgelegt und 10 µl Urinprobe zupipettiert (Doppelbestimmung). Dann wurden 100 µl des *Nephrat Conjugate,* das den HRP-konjugierten anti-rat Albumin-Antikörper enthielt, pro Well zugegeben und 30 min bei RT inkubiert. Die Antikörper-Lösung wurde entfernt und sechsmal mit Millipore-Wasser gewaschen. Dann wurden 100 µl pro Well der 3,3´,5,5´-Tetramethylbenzidin *(TMB) Developer*-Lösung zugegeben und nach 5-minütiger Inkubation mit 100 µl *Color Stopper*-Lösung pro Well die Reaktion gestoppt. Dann wurde die Absorption bei 450 nm gemessen.

2.9 Statistische Auswertung der experimentellen Arbeiten

Die Analysen wurden mit der GraphPad Prism Software Version 5 durchgeführt. Die Daten werden als arithmetischer Mittelwert ± SEM dargestellt. Der Vergleich der Mittelwerte zweier Gruppen erfolgte mittels zweiseitigem T-Test, für Variablen mit mehr als zwei Gruppen mittels One-Way ANOVA, wenn nicht gesondert vermerkt. Für alle Analysen wurde ein p-Wert < 0,05 als Kriterium für statistische Signifikanz gewählt.

3 Ergebnisse

3.1 Generierung der TP-Rezeptor-überexprimierenden Zelllinien

Um den Einfluss der verschiedenen Isoformen des TP-Rezeptors untersuchen zu können, wurden HEK293-Zellen, die die TP-Rezeptor-Isoformen isoliert überexprimieren, hergestellt. Eine stabile Zelllinie, die den TPα-Rezeptor überexprimiert, lag in unserem Labor bereits vor. Für die stabile TPβ-Überexpression in HEK293-Zellen wurde ein Plasmid von Aida Habib Abdul Karim, Amerikanische Universität Beirut zur Verfügung gestellt (verwendete Plasmide: **Abb. 12**). Das Plasmid zur stabilen Überexpression einer TPβ-Mutante musste umkloniert werden. Dazu wurde die cDNA der TBXA2Rβ-Mutante mit *Bam*HI und *Xba*I (Fa. Fermentas) aus dem pCMV6-XL4-Vektor (TrueClone, Human Full-Length cDNA Clone; Fa. Origene; **Abb. 13**) herausgeschnitten und in den pcDNA3.1(+)-Vektor (Fa. Invitrogen) mit Neomycin-Resistenzkassette hineinkloniert (**Abb. 20**), da der pCMV6-XL4-Vektor keine Antibiotika-Resistenzkassette zur Selektionierung besitzt.

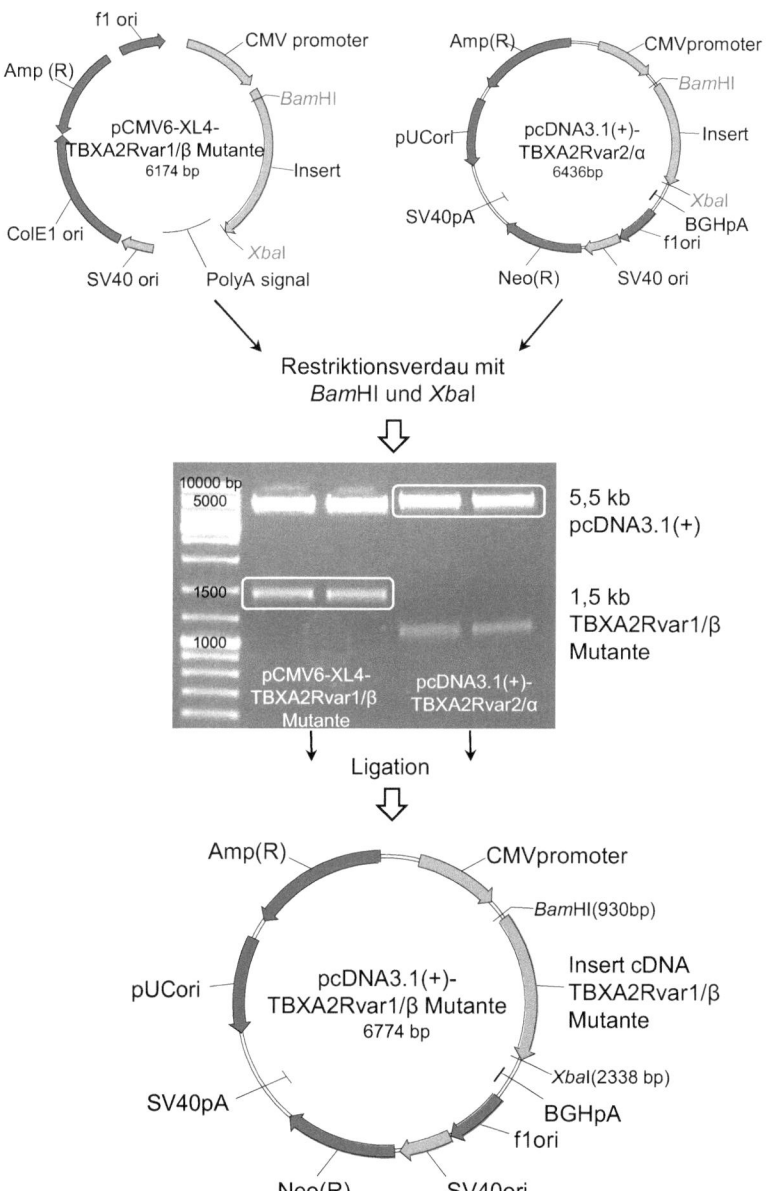

Abb. 20: Klonierungsstrategie des Plasmids zur Überexpression einer TPβ-Mutante.

Die Richtigkeit aller Vektoren wurde mittels Restriktionsverdau geprüft (**Abb. 21**) und zusätzlich eine Sequenzierung der cDNA-Bereiche in den Plasmiden durchgeführt. Das Ergebnis der Sequenzierung wurde mit aktuellen Datenbanken abgeglichen. Dieser Abgleich ergab, dass das Insert im pcDNA3-TBXA2Rvar1/β für den 407 AS-großen TP-Rezeptor Isoform β (NP_963998; **Abb. 22**A) codiert.

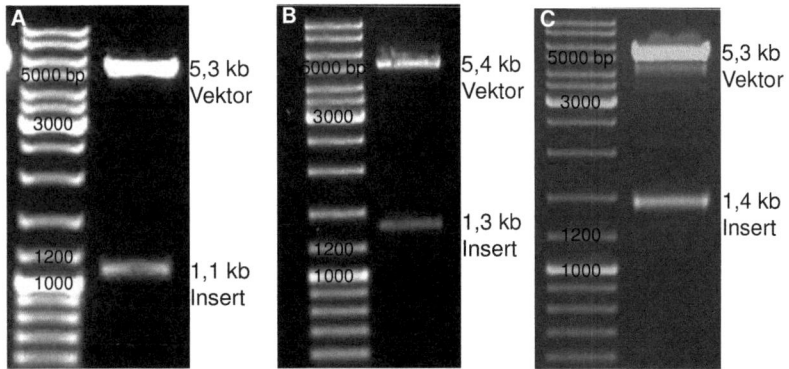

Abb. 21: Kontrollverdau der eingesetzten Plasmide. (A) pcDNA3.1(+)-TBXA2Rvar2/α: Verdaut mit *Bam*HI und *Xba*I. (B) pcDNA3-TBXA2Rvar1/β: Verdaut mit *Hind*III und *Xba*I. (C) pcDNA3.1(+)-TBXA2Rvar1/β Mutante: Verdaut mit *Bam*HI und *Xba*I.

Der Vergleich der Insertsequenz des pcDNA3.1(+)-TBXA2Rvar1/β-Mutante mit der Vergleichssequenz (NM_201636) ergab die Transition an Base 1182 in Exon 3. Zusätzlich lag noch ein Austausch von Guanin gegen Thymin (sog. Transversion) an Base 676 in Exon 2 der Vergleichssequenz vor. Diese Punktmutation führte dazu, dass das Basentriplett GCC zu TCC und somit an Position 97 im Protein Alanin (Ala, A) zu Serin (Ser, S) wurde, also eine sinnverändernde (*Missense*-) Mutation vorlag. Weitaus gravierender war jedoch die Deletion der Base Adenin an Position 1371 in erster Position des Exon 4 der Vergleichssequenz. Dieser Basenverlust führte zu einem *Frameshift* und damit zu einem völlig anderen, kürzeren C-terminalen Ende des Proteins. Somit codierte die mit Hilfe des pcDNA3.1(+)-TBXA2Rvar1/β-Mutante eingebrachte cDNA für ein nur 369 AS-großes Protein, das ebenfalls in Datenbanken zu finden ist (ENSP00000352855; **Abb. 22**B).

Das Einbringen der Plasmide in die Zellen erfolgte wie in Abschnitt 2.2.3 beschrieben.

TBXA2Rvar1/β (NM_201636)

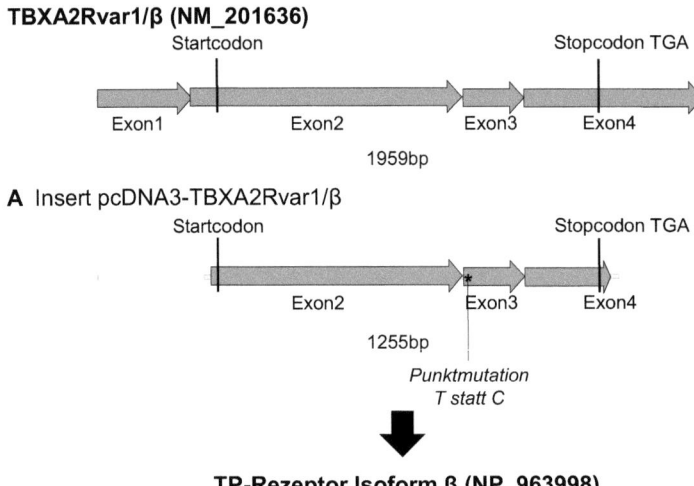

A Insert pcDNA3-TBXA2Rvar1/β

TP-Rezeptor Isoform β (NP_963998)
407AS

mwpngsslgpcfrptnitleerrliaspwfaasfcvvglasnllalsvlagarqggshtrssfltflcglvltdflgllvtgtivvsqha
alfewhavdpgcrlcrfmgvvmiffglsplllgaamaserylgitrpfsrpavasqrrawatvglvwaaalalgllpllgvgrytv
qypgswcfltlgaesgdvafgllfsmlgglsvglsflIntvsvatlchvyhgqeaaqqrprdsevemmaqllgimvvasvc
wlpllvfiaqtvlrnppamspagqlsrttekelliylrvatwnqildpwvyilfrravlrrlqprlstp*rrsltlwpsleysgtisahcnl
rlpgssdsrasasraagitgvshcarpcmlfdpefdllagvqllpfepptgkalsrkd*

B Insert pcDNA3.1(+)-TBXA2Rvar1/β-Mutante

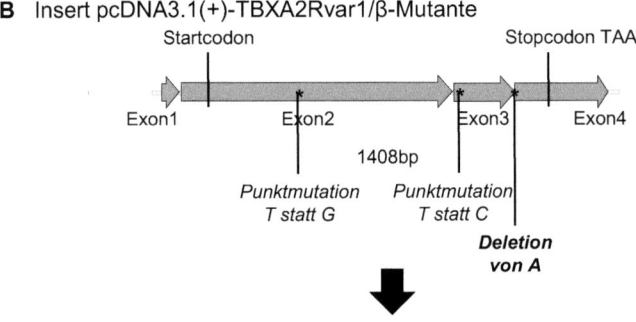

TP-Rezeptor Isoform β-Mutante
369 AS

mwpngsslgpcfrptnitleerrliaspwfaasfcvvglasnllalsvlagarqggshtrssfltflcglvltdflgllvtgtivvsqha
alfewhsvdpgcrlcrfmgvvmiffglsplllgaamaserylgitrpfsrpavasqrrawatvglvwaaalalgllpllgvgrytv
qypgswcfltlgaesgdvafgllfsmlgglsvglsflIntvsvatlchvyhgqeaaqqrprdsevemmaqllgimvvasvcw
lpllvfiaqtvlrnppamspagqlsrttekelliylrvatwnqildpwvyilfrravlrrlqprlstp*sgvslcgpawstvarsrltats
asrvqailvpqppeqlglq*

Abb. 22: Schematische Darstellung der Sequenzierungsergebnisse der TBXA2Rvar1/β-Plasmide. Die Punktmutation in Exon 3 (an Base 1182 von

NM_201636) in Form eines Basenaustausches von Cytosin gegen Thymin (sog. Transition) führt zu einem anderen Basentriplett (ATT statt ATC), das aber ebenfalls für die Base Isoleucin (Ile, I) codiert (sog. stille oder *silent*-Mutation). So codiert die mit Hilfe des pcDNA3-TBXA2Rvar1/β eingebrachte cDNA für den 407 AS-großen TP-Rezeptor Isoform β (NP_963998).

3.2 Charakterisierung der TP-Rezeptor-überexprimierenden Zelllinien

3.2.1 Qualitativer Nachweis der Expression der TP-Rezeptor-Isoformen mittels klassischer PCR

Zuerst erfolgte ein qualitativer Nachweis der Expression der TBXA2R-Varianten in den HEK293-Zellen mittels klassischer PCR wie in Abschnitt 2.3.3.1 beschrieben. Zum unspezifischen Nachweis ob die Plasmide überhaupt von den HEK-Zellen aufgenommen wurden, wurde ein Exon-überspannendes Primerpaar verwendet (*for*: ggtggccagcgtgtgttggc, bp 1143-1162/Exon 2; *rev*: gacagtgctgcgaaacccgc, bp 1188-1207/Exon 3). Dieser Bereich ist in beiden TBXA2R-Varianten identisch und ergibt ein 65 bp großes Fragment, das beide Varianten nachweist. Es zeigte sich deutlich im Vergleich zu den untransfizierten HEK-Zellen eine Expression des TBXA2R in den drei transfizierten HEK-Zelllinien (**Abb. 23**A). Der spezifische Nachweis der TBXA2R-Varianten erfolgte mit denselben Primerpaaren, die auch zum quantitativen Nachweis in der anschließenden qRT-PCR eingesetzt wurden. Als *forward*-Primer wurde TBXA2R F (*for*: gtgttggctgccccttctg, bp 1155-1173) eingesetzt, der in Exon 2 beider TBXA2R-Varianten bindet. Als *reverse*-Primer zum spezifischen Nachweis des TBXA2Rα wurde TBXA2R Var2A (*rev*: aggtcgctgtccctccag, bp 1369-1386) eingesetzt, der an Exon 3 in einem Bereich bindet, der im TBXA2Rβ nicht mehr enthalten ist. Es ergibt sich ein 232 bp großes Fragment, das spezifisch für den Nachweis des TBXA2Rα ist. Es lies sich der TBXA2Rα auch in den untransfizierten HEK, den HEK-TPβ und –TPβ-Mutante nachweisen (**Abb. 23**B). Als *reverse*-Primer zum spezifischen Nachweis des TBXA2Rβ wurde TBXA2R Var1R (*rev*: gagtctcactctgtggccca) eingesetzt, der im Exon 4 (bp 1374-1393) des TBXA2Rβ bindet und ein Fragment der Größe 239 bp ergibt. Da TBXA2Rβ durch Splicen aus TBXA2Rα hervorgeht, bindet der *reverse*-Primer auch an Exon 3 von TBXA2Rα (bp 2034-2053), was ein 899 bp großes Fragment ergibt (**Abb. 23**C).

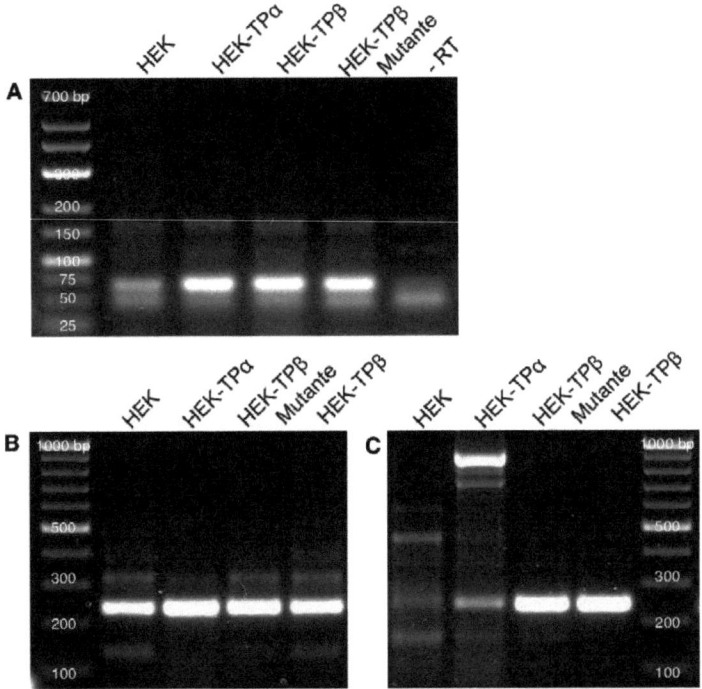

Abb. 23: Qualitativer Nachweis des TP-Rezeptors mittels klassischer PCR. (A) unspezifischer TP-Nachweis (65 bp), (B) TPα-Nachweis (232 bp), (C) TPβ-Nachweis (239 bp; 899 bp für TPα).

3.2.2 Quantifizierung der Überexpression der TP-Rezeptor-Isoformen mittels quantitativer *Real Time*-PCR

3.2.2.1 Validierung der Primer zum spezifischen Nachweis der TBXA2R-Varianten mittels qRT-PCR

Um zu kontrollieren, ob die spezifischen TaqMan-Assays der Firma TibMolbiol, die aus Primern (*for* und *rev*) und Sonde zusammenpipettiert werden müssen, qualitativ vergleichbare Ergebnisse wie der unspezifische *pre-designed* TaqMan® Gene Expression Assay der Firma Applied Biosystems (Hs00169054_m1) liefern, und um die optimalste Primerkombination herauszufinden, wurde eine Validierung durchgeführt.

Dazu wurden Standardkurven mit den einzelnen Primerkombinationen aufgenommen. Die Auftragung der cT-Werte gegen die eingesetzte RNA-Menge zeigte vergleichbare Linearitäten zum *pre-designed* TaqMan® Gene Expression Assay (**Abb. 24**). Die Primer-Kombinationen aus TBXA2R F (*for*) und Var2A (*rev*) für TBXA2Rα und TBXA2R F (*for*) und Var1R (*rev*) für TBXA2Rβ zeigten die beste Qualität der Standardkurve und wurden für die Quantifizierung der Überexpression in Abschnitt 3.2.2.2 verwendet.

A TBXA2Rα/var2

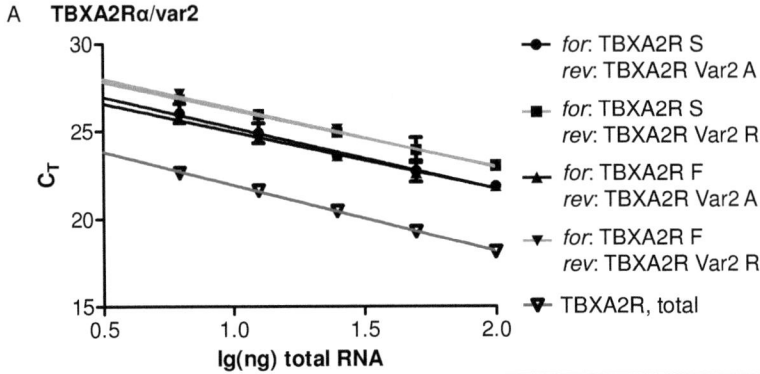

forward reversed	TBXA2R, total	TBXA2R S		TBXA2R F	
		Var2 A	Var2 R	Var2 A	Var2 R
	y=-3,8x+25,7	y=-3,5x+28,7	y=-3,2x+29,4	y=-3,2x+28,2	y=-3,4x+29,7
R^2	0,9988	0,9499	0,9670	0,9916	0,9811

B TBXA2Rβ/var1

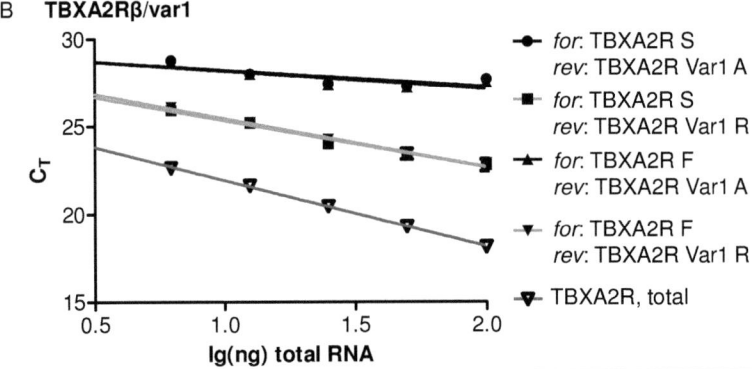

forward reversed	TBXA2R, total	TBXA2R S		TBXA2R F	
		Var1 A	Var1 R	Var1 A	Var1 R
	y=-3,8x+25,7	y=-0,9x+29	y=-2,7x+28	y=-1,0x+29,2	y=-2,8x+28,2
R^2	0,9988	0,5876	0,9670	0,6803	0,9812

Abb. 24: Standardkurven der verschiedenen TBXA2R-Varianten-spezifischen qRT-PCR-*Assays* (Fa. Tib Molbiol) im Vergleich mit dem *pre-designed*

TaqMan® Gene Expression Assay der Firma Applied Biosystems (Hs00169054_m1).

3.2.2.2 Quantitativer Nachweis der Überexpression der TP-Rezeptor-Isoformen mittels qRT-PCR

Der quantitative Nachweis der Überexpression erfolgte mittels quantitativer Real Time-PCR wie in Abschnitt 2.3.3.2 beschrieben. Die Auswertung erfolgte mittels ΔΔcT-Methode, wobei auf die gemessene totale TBXA2R-Expression in den untransfizierten HEK293-Zellen bezogen wurde.

Mit Hilfe des unspezifischen *pre-designed* TaqMan® Gene Expression Assay lies sich eine 250fache Expressionserhöhung in den HEK-TPα- (p<0,001 vs. HEK) und eine 60 bzw. 35fache Expressionserhöhung in den HEK-TPβ- bzw. -TPβ-Mutante-Zellen nachweisen (**Abb. 25**A). Bei der spezifischen Quantifizierung der TBXA2R-Varianten α und β liesen sich geringe Mengen des TBXA2Rα auch in den untransfizierten bzw. HEK-TPβ und – TPβ-Mutante nachweisen, was auch schon in der qualitativen PCR zu sehen war (vgl. auch **Abb. 23**B). Die TBXA2Rα-Expression in den HEK-TPα war dennoch im Vergleich zu den anderen Zelllinien signifikant erhöht (150fach, p<0,01 vs. HEK; **Abb. 25**B). TBXA2Rβ war in den untransfizierten HEK gar nicht nachweisbar, in den HEK-TPα in geringen Mengen, da es eine Splicevariante des TBXA2Rα darstellt. In den HEK-TPβ und – TPβ-Mutante war die Genexpression von TBXA2Rβ deutlich erhöht (HEK-TPβ: 150fach, p<0,05 vs. HEK; **Abb. 25**C).

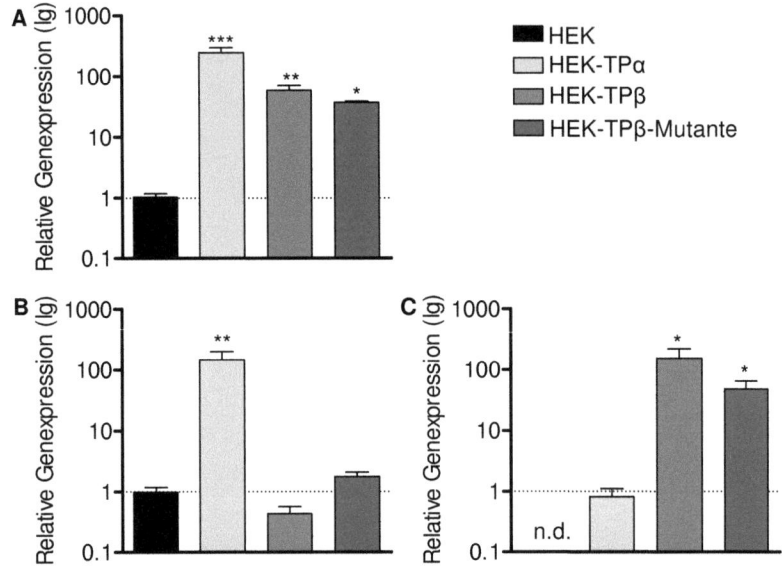

Abb. 25: Quantitativer Nachweis der TP-Rezeptor-Überexpression in HEK293-Zellen mittels qRT-PCR. (A) Gesamt-TBXA2R-Expression, (B) TBXA2Rα-Expression, (C) TBXA2Rβ-Expression. (n=4; *** p<0,001 / ** p<0,01 / * p<0,05 vs. HEK)

In regelmäßigen Abständen wurde ein qualitativer und/oder quantitativer Nachweis der Expression der TBXA2R-Varianten in den in Kultur befindlichen HEK-Zelllinien durchgeführt.

3.2.3 Nachweis der TP-Rezeptor-Isoformen mittels Western Blot

Der spezifische Nachweis der TP-Rezeptor-Isoformen auf Proteinebene erfolgte im 10%igen SDS-PAGE. Für den Nachweis des TPα-Rezeptors reichte die Gewinnung eines Zelllysats aus (Auftragung von 30 µg Gesamtprotein/Lane; **Abb. 26**A und B), der TPβ-Rezeptor lies sich nur in der reinen Membranproteinfraktion (Auftragung von 10 µl/ca. 20 µg/Lane) nachweisen (**Abb. 26**C vs. D). Außerdem wurde zum Nachweis des TPβ-Rezeptors ein Probenpuffer mit DTT statt Mercaptoethanol und eine Denaturierung bei nur 60 statt 90 °C für 10 Min. durchgeführt. Der Nachweis des TPα-Rezeptors erfolgte mit einem kommerziell erhältlichen Antikörper, der gegen AS 323-343 des C-Terminus des humanen TP-Rezeptors gerichtet ist (Lifespan®) und je nach dem Glykosylierungsgrad Banden bei 44, 55 und 64 kDa zeigt (**Abb. 26**A). Der Verdau mit PNGase F (Peptide-N-Glycosidase F, QA-Bio) zur Abspaltung der N-Glykosylierungen ergab dann nur noch eine Bande bei ca. 44 kDa (**Abb. 26**B). Für den spezifischen Nachweis des TPβ-Rezeptors ist kein Antikörper kommerziell erhältlich. Es wurde ein Antiserum verwendet, das gegen AS 394-407 des TPβ-Rezeptors gerichtet ist (Habib et al. 1997). Je nach Glykosylierungsgrad zeigte sich für den TPβ-Rezeptor eine Bande zwischen 55 und 65 kDa (**Abb. 26**C). Der Verdau mit PNGase F (Peptide-N-Glycosidase F, QA-Bio) zur Abspaltung der N-Glykosylierungen zeigte keine Bande, da die Proteinmenge nach dem Verdau nicht mehr ausreichte (**Abb. 26**C).

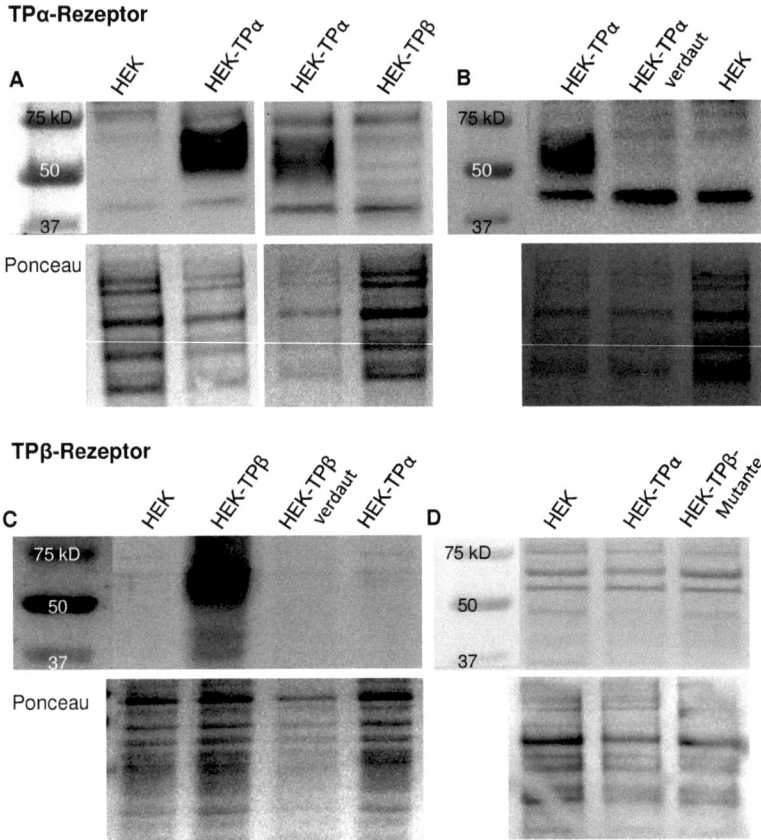

Abb. 26: Nachweis der Überexpression der TP-Rezeptor-Isoformen auf Proteinebene. 10%iges SDS-PAGE; TPα-Rezeptor: (A) 30 µg Gesamtprotein, Proben-Puffer mit Mercaptoethanol, 1.AK Lifespan-Ak (LS-C10522; 1:200), (B) nach Verdau mit PNGase F; TPβ-Rezeptor: (C) 10 µl Membranproteine (ca. 20 µg)/PNGase-Verdau, Proben-Puffer mit DTT/10 min. bei 60°C, (D) 30 µg Gesamtprotein, Proben-Puffer mit Mercaptoethanol, 1.AK Habib et al. (1997; 1:1000).

3.3 Nachweis des TP-Rezeptors und der RhoA/ROCK-*Downstream Targets* in den verwendeten Zelllinien

Es erfolgte ein Nachweis des TP-Rezeptors und seiner Isoformen auf mRNA-Ebene mittels qualitativer PCR in den verwendeten Endothelzelllinien im Vergleich zu den transfizierten HEK-Zellen (Positivkontrolle). Der unspezifische Nachweis des TP-Rezeptors zeigte eine geringe Expression in den HUVEC und eine etwas stärkere in den HDMEC (**Abb. 27**A). In beiden Endothelzelllinien lies sich die α-Variante des TBXA2R nachweisen (**Abb. 27**B). Die β-Variante des TBXA2R lies sich nur in den HDMEC nachweisen (**Abb. 27**C).

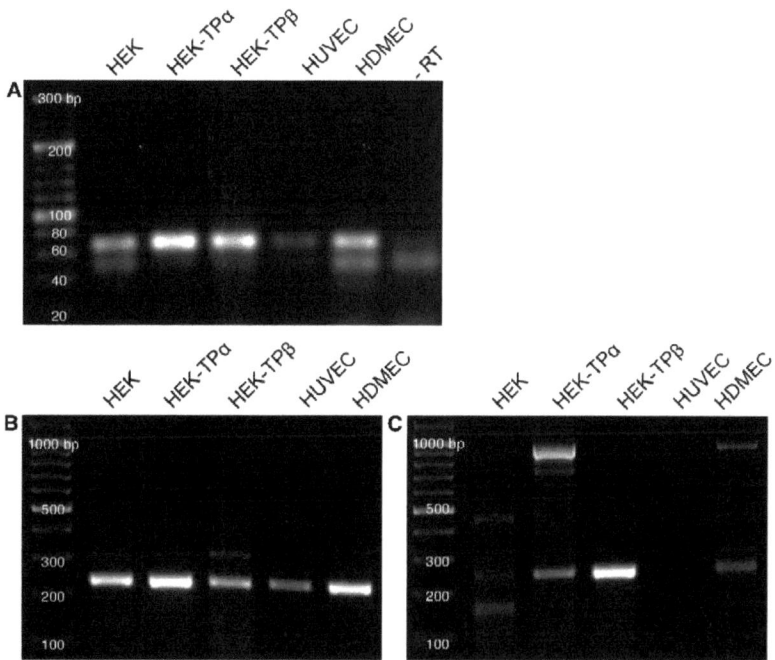

Abb. 27: Qualitativer Nachweis des TP-Rezeptors in den Endothelzellen mittels klassischer PCR. (A) unspezifischer TP-Nachweis (65 bp), (B) TPα-Nachweis (232 bp), (C) TPβ-Nachweis (238 bp).

Sowohl RhoA als auch die RhoA/ROCK-Downstream Targets LIMK1, PTEN und MLCK/MYLK waren in den verwendeten Endothelzellen und in den HEK293-Zellen vorhanden (**Abb. 28**).

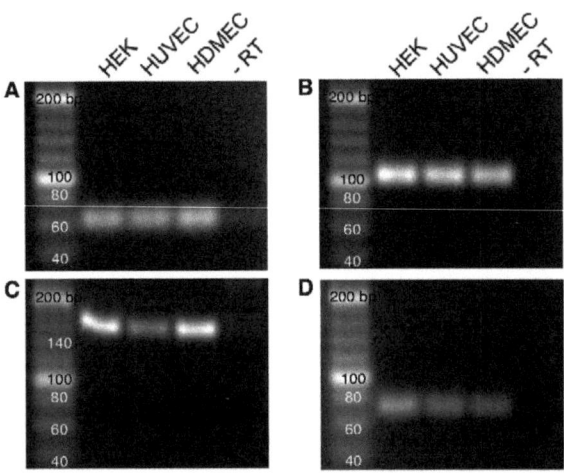

Abb. 28: Qualitativer Nachweis von RhoA und seinen Downstream-Targets. (A) RhoA (62 bp), (B) LIMK1 (103 bp), (C) PTEN (154 bp), (D) MLCK/MYLK (71 bp).

3.4 Einfluss verschiedener Isoprostane auf die VEGF-induzierte Migration von HDMECs

3.4.1 F$_2$-Isoprostane der 15er- und 5er-Serie

Es wurde der Einfluss einiger bisher nicht untersuchter F$_2$-Isoprostane der 15er-Serie (alle 3×10^{-5} M) auf die VEGF (50 ng/ml)-induzierte Migration von HDMECs untersucht. Als Positivkontrolle diente 8-iso-PGF$_{2\alpha}$ (15-F$_{2t}$-IsoP), das signifikant die VEGF-induzierte Migration hemmte (8-iso-PGF$_{2\alpha}$ 135±11%, p<0,001 vs. VEGF 224±6%; **Abb. 29**A). Dieser Effekt konnte durch Zugabe des TP-Rezeptor-Antagonisten SQ-29548 (3×10^{-5} M) aufgehoben werden (240±9%, p<0,001 vs. 8-iso-PGF$_{2\alpha}$). Weder ent-15-F$_{2t}$-IsoP (217±8%) noch ent-15-*epi*-15-

F$_{2t}$-IsoP (231±9%) zeigten einen signifikanten Einfluss auf die VEGF-induzierte Migration von HDMECs.

Von den F$_2$-Isoprostanen der 5er-Serie (alle 3x10^{-5} M) zeigten weder 5-F$_{2t}$-IsoP noch 5-*epi*-5-F$_{2t}$-IsoP im Vergleich zu 8-iso-PGF$_{2\alpha}$ einen Effekt auf die VEGF-induzierte Migration von HDMECs (**Abb. 29**B; 5-F$_{2t}$-IsoP 249±8%, 5-*epi*-5-F$_{2t}$-IsoP 236±10%, n.s. vs. VEGF 224±6%). Das Isoprostan ent-5-F$_{2c}$-IsoP zeigte hingegen eine Hemmung der VEGF-induzierten Migration (**Abb. 29**B; ent-5-F$_{2c}$-IsoP 194±9% vs. VEGF 224±6%, p<0,05), die jedoch nicht durch den TP-Rezeptor-Antagonisten SQ-29548 aufgehoben werden konnte.

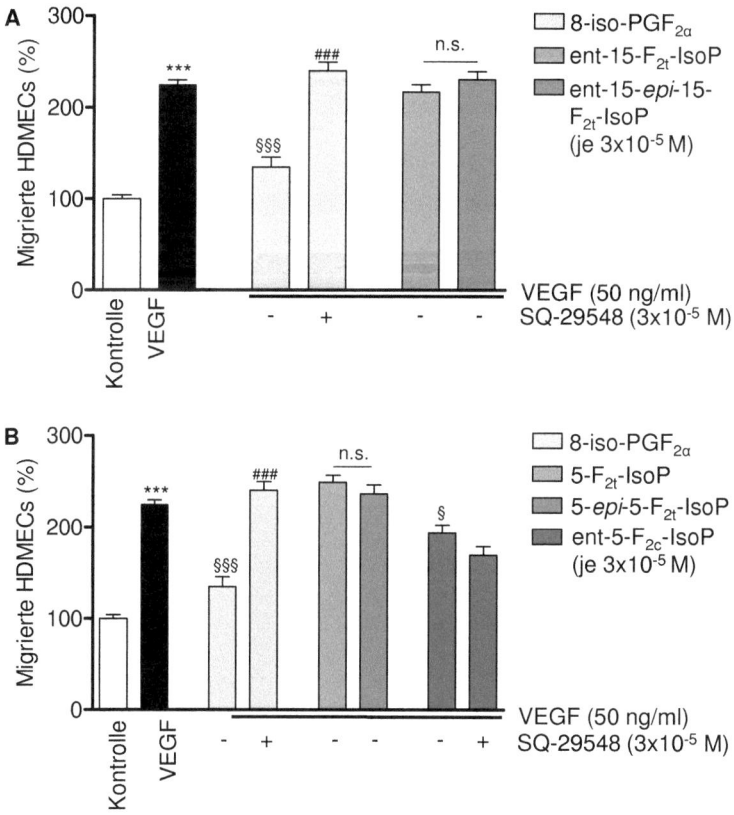

Abb. 29: Effekt einiger Isoprostane der 15er- und 5er-Serie auf die VEGF-induzierte Migration von HDMECs. (A) 8-iso-PGF$_{2\alpha}$ (3x10^{-5} M) hemmt die VEGF-induzierte Migration. Dieser Effekt kann durch den TP-Rezeptor-Antagonisten SQ-29548 (3x10^{-5} M) wieder aufgehoben werden. Zwei weitere IsoPs der 15er-Serie (ent-15-F$_{2t}$- und ent-15-*epi*-15-F$_{2t}$- IsoP; 3x10^{-5} M) zeigen hingegen keinen Effekt. (B) ent-5-F$_{2c}$-IsoP hemmt die VEGF-induzierte Migration. 5-F$_{2t}$- und 5-*epi*-5-F$_{2t}$-IsoP zeigen keinen signifikanten Einfluss. (n=12 in zwei getrennten Experimenten; *** p<0,001 vs. Kontrolle, §§§ p<0,001 / § p<0,05 vs. VEGF, $^{\#\#\#}$ p<0,001 vs. 8-iso-PGF$_{2\alpha}$)

3.4.2 B$_1$- und F$_1$-Phytoprostane

Im Weiteren wurden die Effekte einiger Phytoprostane (alle 3x10^{-5} M) auf die VEGF (50 ng/ml)-induzierte Migration von HDMECs untersucht. Weder die untersuchten B$_1$-Phytoprostane type I (B$_1$-PP type I 298±13%, ent-B$_1$-PP type I 300±37%) noch die B$_1$-Phytoprostane type II (B$_1$-PP type II 308±19%, ent-B$_1$-PP type II 330±51%) zeigten eine signifikante Hemmung der VEGF-induzierten Migration von HDMECs (VEGF 353±20%, p<0,001 vs. Kontrolle; Abb. 30). Als Positivkontrolle in diesem Versuch diente wieder 8-iso-PGF$_{2\alpha}$ (3x10^{-5} M), das signifikant die VEGF-induzierte Migration hemmte (207±17% p<0,01 vs. VEGF).

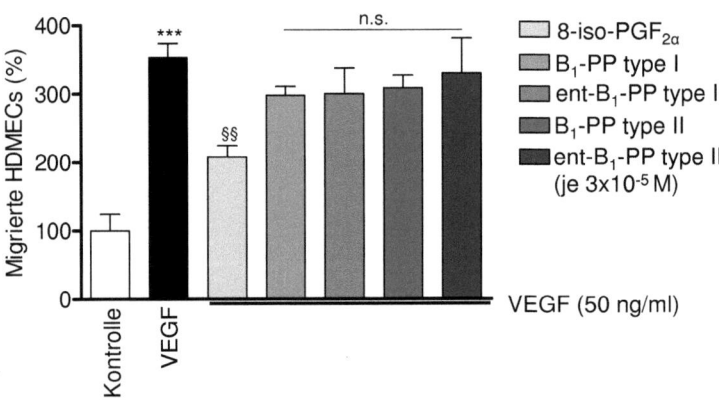

Abb. 30: Effekt einiger B$_1$-Phytoprostane auf die VEGF-induzierte Migration von HDMECs. 8-iso-PGF$_{2\alpha}$ (3x10^{-5} M) hemmt die VEGF-induzierte Migration, jedoch

keines der verwendeten B_1-PPs (B_1-PP type I, ent-B_1-PP type I, B_1-PP type II, ent-B_1-PP type II; 3×10^{-5} M; n=6; *** p<0,001 vs. Kontrolle, §§ p<0,01 vs. VEGF).

Weder F_1-PP type I (462±30%, n.s. vs. VEGF 451±15%; **Abb. 31**A rechts) noch die anderen untersuchten F_1-Phytoprostane type I (ent-F_1-PP type I 328±28%, ent-16-*epi*-F_1-PP type I 341±30%, n.s. vs. VEGF 353±20%; **Abb. 31**A) zeigten einen Einfluss auf die VEGF-induzierte Migration von HDMECs. 8-iso-PGF$_{2\alpha}$ hemmte die Migration (207±17% vs. VEGF, p<0,001; **Abb. 31**A). Auch kein F_1-Phytoprostan type II (F_1-PP type II 383±20%, 9-*epi*-F_1-PP type II 389±17%, ent-9-*epi*-F_1-PP type II 357±75%, ent-F_1-PP type II 436±25%, n.s. vs. VEGF 451±15%) zeigte eine hemmende Wirkung auf die VEGF (50 ng/ml)-induzierte Migration von HDMECs (**Abb. 31**B).

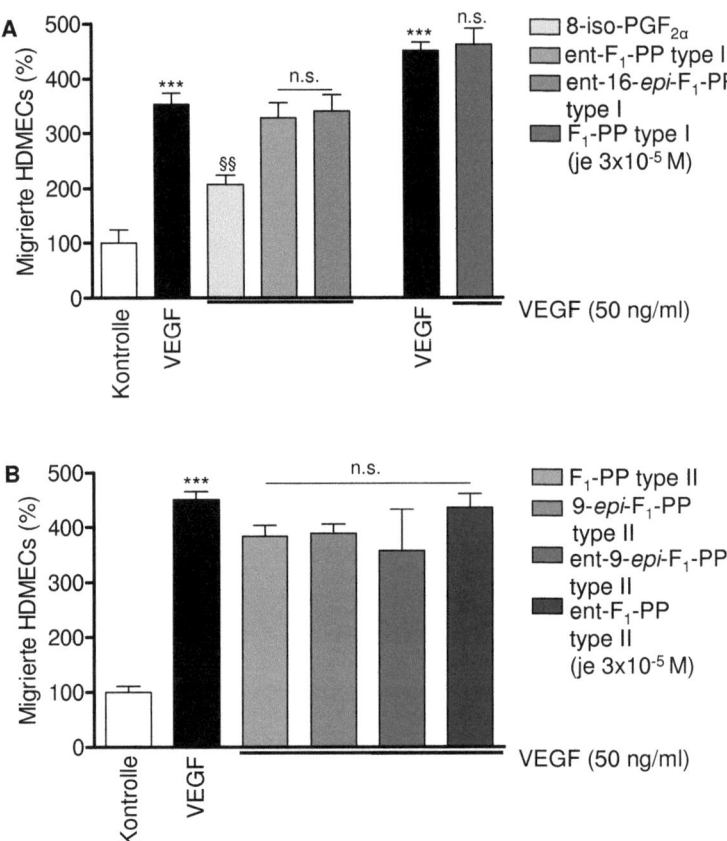

Abb. 31: Effekt einiger F_1-Phytoprostane auf die VEGF-induzierte Migration von HDMECs. (A) 8-iso-PGF$_{2\alpha}$ (3×10^{-5} M) hemmt die VEGF-induzierte Migration, jedoch kein F_1-PP type I (F_1-PP type I, ent-F_1-PP type I, ent-16-*epi*-F_1-PP type I; 3×10^{-5} M) und (B) kein F_1-PP type II (F_1-PP type II, 9-*epi*-F_1-PP type II, ent-9-*epi*-F_1-PP type II, ent-F_1-PP type II; 3×10^{-5} M). (n=6; *** $p<0{,}001$ vs. Kontrolle, §§ $p<0{,}01$ vs. VEGF)

3.5 Einfluss von Isoprostanen auf das VEGF-iduzierte *Sprouting* von HUVECs

3.5.1 Induktion des *Sproutings*

Zu Beginn der Versuchsreihe wurde ausgetestet, welche VEGF-Konzentration zur Induktion des *Sprouting*s der eingesetzten HUVECs ausreichte. Dazu wurde VEGF in Konzentrationen von 20, 25 und 50 ng/ml eingesetzt. Alle eingesetzten Konzentrationen induzierten das Sprouting signifikant im Vergleich zur Kontrolle (20 ng/ml: 219±12%, p<0,01; 25 ng/ml: 249±16%, 50 ng/ml: 286±28%, p<0,001 vs. Kontrolle). Auch 25 ng/ml bFGF induzierten das *Sprouting* von HUVECs (326±28%, p<0,001 vs. Kontrolle; **Abb. 32**).

Ergebnisse

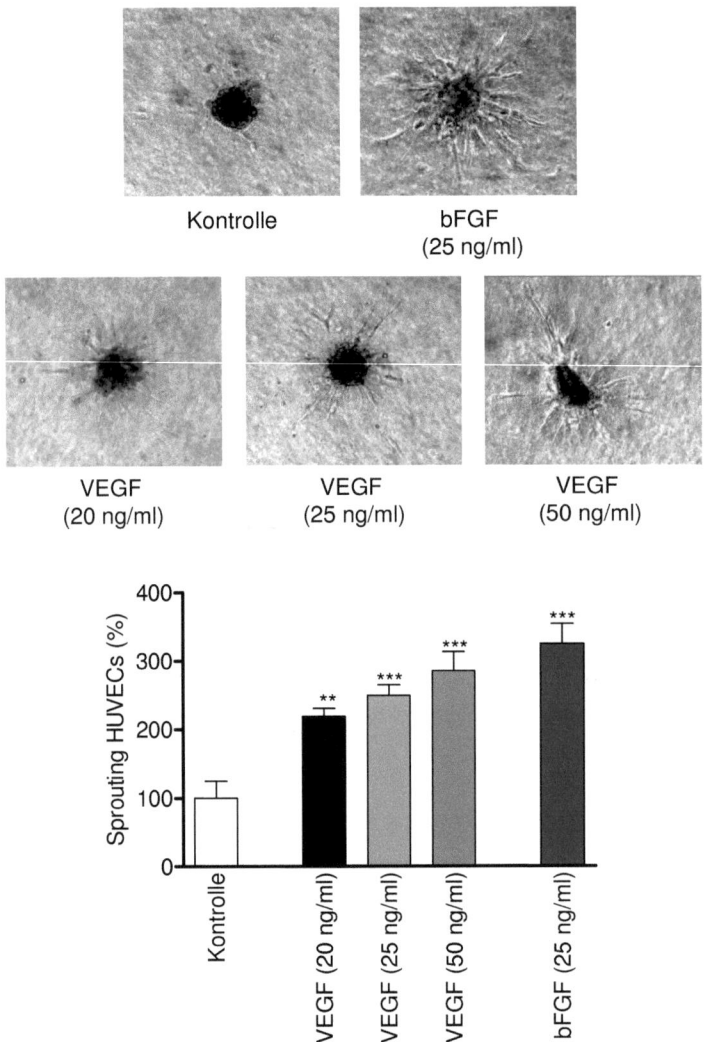

Abb. 32: Induktion des *Sproutings* von HUVECs durch die Wachstumsfaktoren VEGF und bFGF (n=9; ** p<0,01, *** p<0,001 vs. Kontrolle).

Die folgenden Versuche wurden einmalig mit 50 ng/ml VEGF durchgeführt, um die gleichen Bedingungen wie in den Migrations-*Assays* herzustellen (Abschnitt 3.5.2; **Abb. 33**). Da sich das gleiche Bild für das durch 20 ng/ml-induzierte

Sprouting zeigte (Abschnitt 3.5.2; **Abb. 34**), wurden alle weiteren Versuche mit nur 20 ng/ml VEGF durchgeführt.

3.5.2 Effekt von U-46619 bzw. 8-iso-PGF$_{2\alpha}$ auf das VEGF- und bFGF-induzierte *Sprouting*

Da die Migrations-*Assays* mit 50 ng/ml VEGF durchgeführt wurden, wurde zu Beginn der Effekt der TP-Rezeptor-Agonisten U-46619 und 8-iso-PGF$_{2\alpha}$ (je 3×10^{-5} M) auf das durch 50 ng/ml VEGF induzierte *Sprouting* getestet (**Abb. 33**). Beide Substanzen hemmten das Sprouting signifikant (U-46619 153±17% bzw. 8-iso-PGF$_{2\alpha}$ 114±17%, p<0,001 vs. VEGF 286±28%). Dieser Effekt wurde durch den TP-Rezeptor-Antagonisten SQ-29548 (3×10^{-5} M) wieder aufgehoben (U-46619+SQ-29548 320±14% bzw. 8-iso-PGF$_{2\alpha}$+SQ-29548 311±20%, p<0,001 vs. U-46619/8-iso-PGF$_{2\alpha}$).

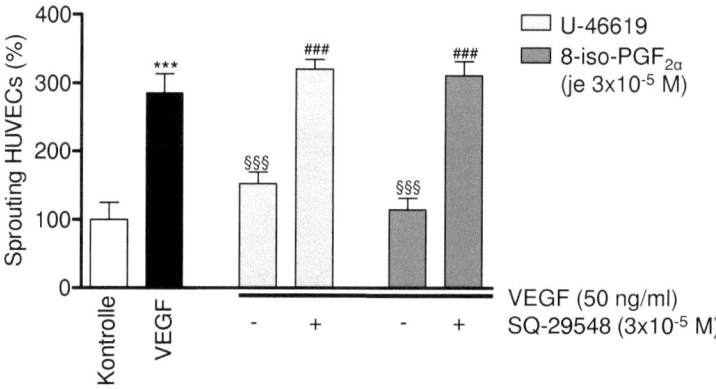

Abb. 33: Effekt von U-46619 bzw. 8-iso-PGF$_{2\alpha}$ (je 3×10^{-5} M) auf das VEGF (50 ng/ml)-induzierte *Sprouting* von HUVECs. Sowohl U-46619 als auch 8-iso-PGF$_{2\alpha}$ hemmen das durch VEGF-induzierte Sprouting. Dieser Effekt wird durch den TP-Rezeptor-Antagonisten SQ-29548 (3×10^{-5} M) wieder aufgehoben. (n=9; *** p<0,001 vs. Kontrolle, §§§ p<0,001 vs. VEGF, ### p<0,001 vs. U-46619/8-iso-PGF$_{2\alpha}$)

Den gleichen Hemmeffekt hatten 3×10^{-6} M dieser Substanzen auf das durch 20 ng/ml VEGF-induzierte *Sprouting* (U-46619 122±7% bzw. 8-iso-PGF$_{2\alpha}$ 115±7%, p<0,001 vs. VEGF 242±14%; **Abb. 34**). SQ-29548 hob diese Hemmung wieder auf (3×10^{-6} M; U-46619+SQ-29548 217±12% bzw. 8-iso-PGF$_{2\alpha}$+SQ-29548 211±10%, p<0,001 vs. U-46619/8-iso-PGF$_{2\alpha}$).

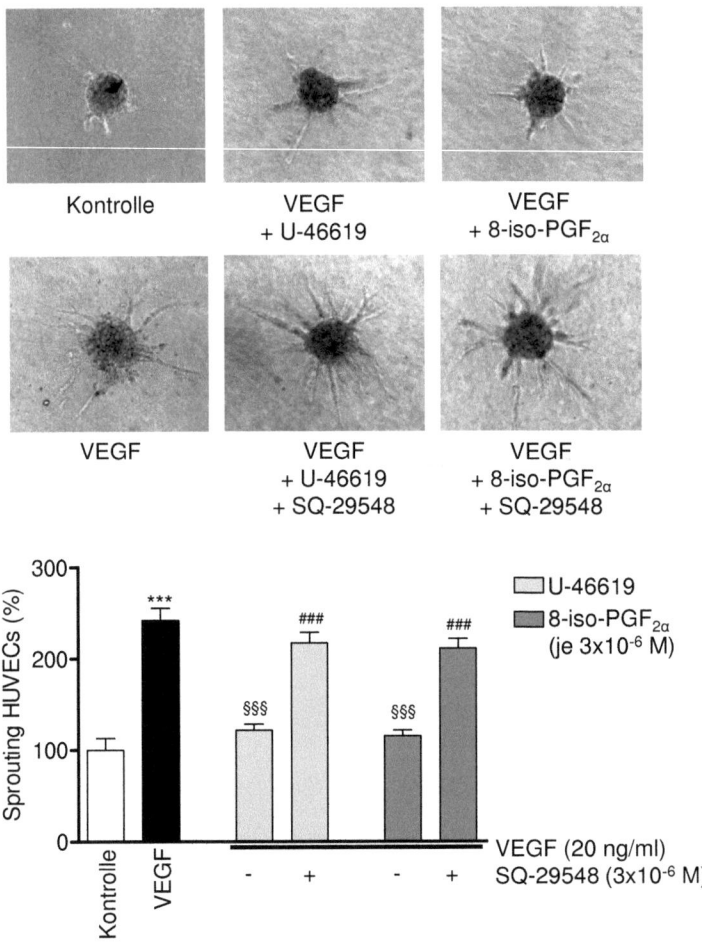

Abb. 34: Effekt von U-46619 bzw. 8-iso-PGF$_{2\alpha}$ (je 3×10^{-6} M) auf das VEGF (20 ng/ml)-induzierte *Sprouting* von HUVECs. Sowohl U-46619 als auch 8-iso-

PGF$_{2\alpha}$ hemmen das durch VEGF-induzierte *Sprouting*. Dieser Effekt wird durch den TP-Rezeptor-Antagonisten SQ-29548 (3x10^{-5} M) wieder aufgehoben. (n=9; *** p<0,001 vs. Kontrolle, §§§ p<0,001 vs. VEGF, $^{\#\#\#}$ p<0,001 vs. U-46619/8-iso-PGF$_{2\alpha}$)

Auch das durch 25 ng/ml bFGF induzierte *Sprouting* lies sich durch 8-iso-PGF$_{2\alpha}$ (3x10^{-7} M 144±11%, 3x10^{-5} M 145±15%, p<0,01 vs. bFGF 214±10%; **Abb. 35**) hemmen. Die Zugabe von SQ-29548 (3x10^{-5} M) hob die durch 8-iso-PGF$_{2\alpha}$ induzierte Hemmung des *Sproutings* wieder vollständig auf (8-iso-PGF$_{2\alpha}$, 3x10^{-7} M+SQ-29548 223±18%, 8-iso-PGF$_{2\alpha}$, 3x10^{-5} M+SQ-29548 223±16%; p<0,001).

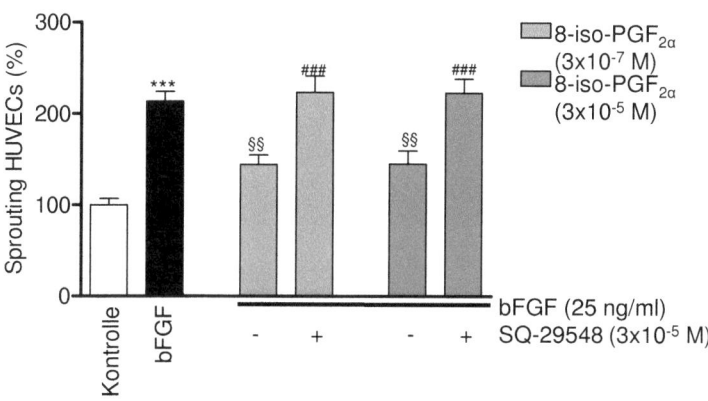

Abb. 35: Effekt von 8-iso-PGF$_{2\alpha}$ auf das bFGF (25 ng/ml)-induzierte *Sprouting* von HUVECs. 8-iso-PGF$_{2\alpha}$ (3x10^{-7} M bzw. 3x10^{-5} M) hemmt das durch bFGF-induzierte *Sprouting*. Diese Hemmung wird durch den TP-Rezeptor-Antagonisten SQ-29548 (3x10^{-5} M) wieder aufgehoben. (n=9; *** p<0,001 vs. Kontrolle, §§ p<0,01 vs. VEGF, $^{\#\#\#}$ p<0,001 vs. 8-iso-PGF$_{2\alpha}$)

3.5.3 Einfluss verschiedener F$_2$-Isoprostane der 5er-Serie auf das VEGF-induzierte *Sprouting*

Im Gegensatz zu 8-iso-PGF$_{2\alpha}$ (3x10^{-6} M; 122±18%, p<0,001 vs. VEGF 203±7%), einem F$_2$-Isoprostan der 15er-Serie, übte keines der untersuchten Isoprostane der 5er-Serie einen Effekt auf das VEGF (20 ng/ml)-induzierte

Sprouting von HUVECs aus (alle 3×10^{-6} M; 5-F_{2t}-IsoP 203±7%, 5-*epi*-5-F_{2t}-IsoP 243±22%, ent-5-F_{2c}-IsoP 199±10%, n.s. vs. VEGF; **Abb. 36**).

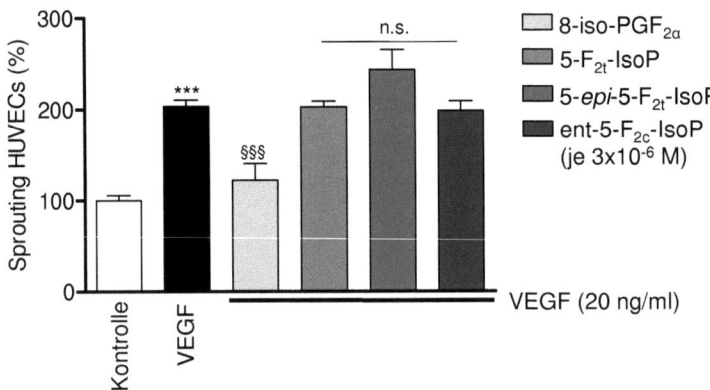

Abb. 36: Effekt einiger F_2-Isoprostane der 5er-Serie auf das VEGF (20 ng/ml)-induzierte *Sprouting* von HUVECs. Keines der IsoPs der 5er-Serie (5-F_{2t}-, 5-*epi*-5-F_{2t}-, ent-5-F_{2c}-IsoP, je 3×10^{-6} M) zeigt eine Hemmung des VEGF-induzierten *Sproutings*. 8-iso-$PGF_{2\alpha}$ (3×10^{-6} M) hemmt das VEGF-induzierte *Sprouting*. (n=9; *** p<0,001 vs. Kontrolle, §§§ p<0,001 vs. VEGF)

3.5.4 Einfluss von 8-iso-PGD_2 auf das VEGF-induzierte *Sprouting*

Das Isoprostan 8-iso-PGD_2 (15-D_{2t}-IsoP) hemmt das VEGF (20 ng/ml; 203±7%, p<0,001 vs. Kontrolle)-induzierte *Sprouting* (8-iso-PGD_2 156±12%, p<0,01 vs. VEGF; **Abb. 37**). Der TP-Rezeptor-Antagonist SQ-29548 (3×10^{-6} M) zeigte auf diese Hemmung keinen signifikanten Effekt.

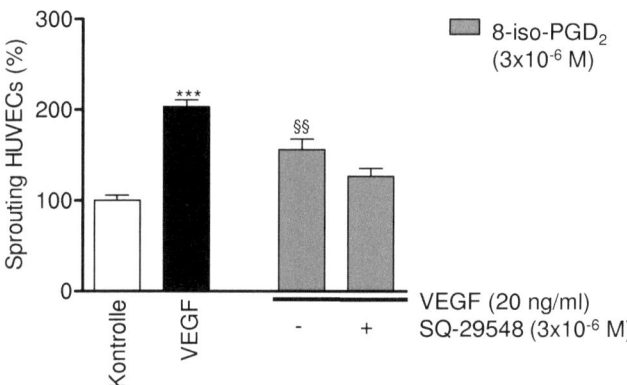

Abb. 37: Effekt von 8-iso-PGD$_2$ auf das VEGF-induzierte Sprouting von HUVECs. 8-iso-PGD$_2$ (3x10^{-6} M) hemmt das VEGF-induzierte Sprouting. Der TP-Rezeptor-Antagonist SQ-29548 (3x10^{-6} M) zeigt keinen signifikanten Effekt. (n=9; *** $p<0{,}001$ vs. Kontrolle, §§ $p<0{,}01$ vs. VEGF)

3.5.5 Untersuchung der Bedeutung des RhoA/ROCK-Signalweges im Rahmen des VEGF-induzierten *Sprouting*s

Der TP-Rezeptor-Antagonist SQ-29548 (3x10^{-6} M) und der Rho Kinase-Inhibitor Y-27632 (10 µM) hatten keinen signifikanten Einfluss auf das durch 20 ng/ml VEGF-induzierte *Sprouting* (265±9%, $p<0{,}001$ vs. Kontrolle; **Abb. 38A**). Der Rho Kinase-Inhibitor H-1152 (100 nM) und der MLC Kinase-Inhibitor ML-7 (100 µM) induzierten das VEGF-induzierte Sprouting (H-1152 315±13%, $p<0{,}05$ vs. VEGF; ML-7 356±15%, $p<0{,}001$ vs. VEGF; **Abb. 38A**). Der PTEN-Inhibitor bpV(HOpic) hemmte hingegen das VEGF-induzierte *Sprouting* (204±15%, $p<0{,}01$ vs. VEGF; **Abb. 38A**). Unterschiedliche Kombinationen der Wirkstoffe zeigten keinen signifikanten Einfluss auf das VEGF-induzierte *Sprouting* (240±11%, $p<0{,}001$ vs. Kontrolle; **Abb. 38B**).

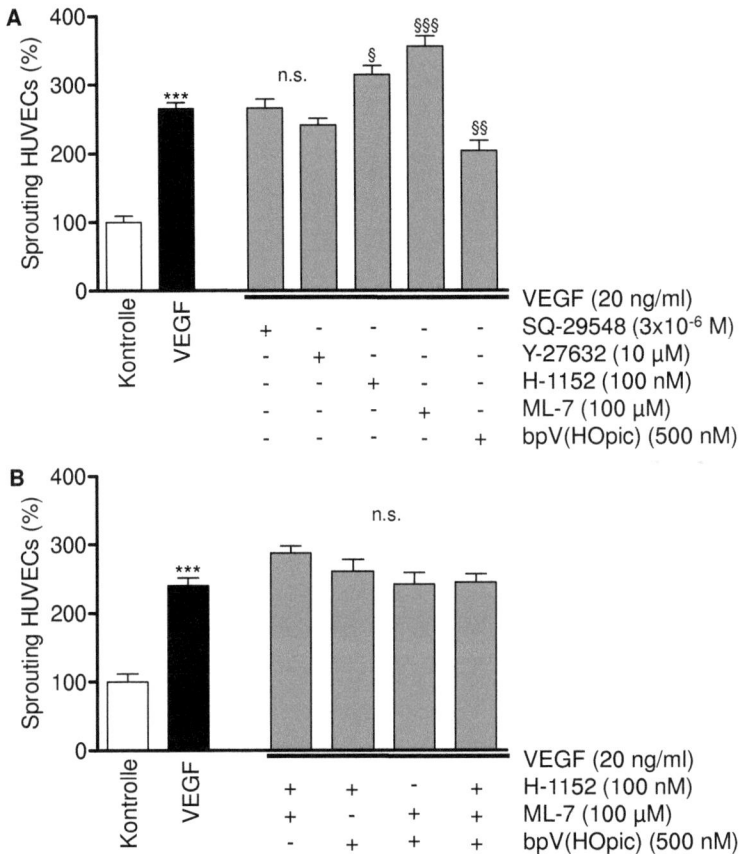

Abb. 38: Untersuchung des RhoA/ROCK-Signalweges und *Downstream-Targets* im VEGF-induzierten *Sprouting*. (n=9; *** p<0,001 vs. Kontrolle, §§§ p<0,001 / §§ p<0,01 / § p<0,05 vs. VEGF).

Nocodazol ist in der Lage, durch direkte Hemmung ihres Aufbaus die Mikrotubuli zu destabilisieren, was zur Freisetzung von LIMK1 und damit zur vermehrten Phosphorylierung und Inaktivierung von Cofilin führt. Die Zugabe von 10^{-6} M Nocodazol zum VEGF-induzierten *Sprouting* zeigte eine fast vollständige Hemmung (Nocodazol 17±5%, p<0,001 vs. VEGF 281±12%; **Abb. 39**).

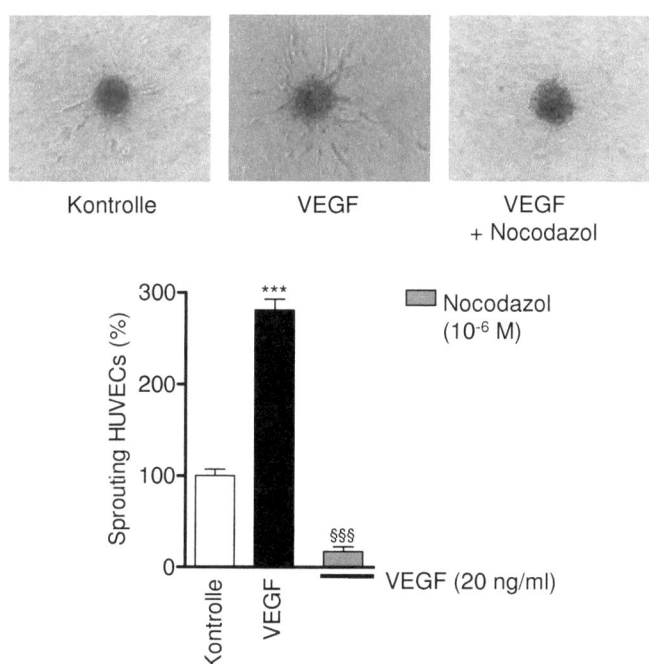

Abb. 39: Einfluss des antimitotischen Agens Nocodazol (10^{-6} M) auf das VEGF (20 ng/ml)-induzierte *Sprouting*. (n=9; *** p<0,001 vs. Kontrolle, §§§ p<0,001 vs. VEGF)

3.5.6 Untersuchung der Bedeutung des RhoA/ROCK-Signalweges bei der Blockade des VEGF-induzierten *Sprouting*s über den TP-Rezeptor

Die Hemmung des VEGF (20 ng/ml)-induzierten *Sprouting*s durch U-46619 und 8-iso-PGF$_{2\alpha}$ (U-46619 119±11%, 8-iso-PGF$_{2\alpha}$ 102±10%, p<0,001 vs. VEGF 261±7%) wurde durch die Rho Kinase-Inhibitoren Y-27632 (10 µM) und H-1152 (100 nM) wieder aufgehoben (U-46619+Y-27632 240±7 %, +H-1152 271±7 %; 8-iso-PGF$_{2\alpha}$+Y-27632 211±6 %, +H-1152 237±9 %, p<0,001 vs. U-46619/8-iso-PGF$_{2\alpha}$; **Abb. 40**). Dabei zeigte Y-27632 in einer 100fach höheren Konzentration als H-1152 einen geringeren Effekt. H-1152 scheint ein potenterer und damit möglicherweise selektiverer Rho Kinase-Inhibitor zu sein als Y-27632.

Über den RhoA/ROCK-Signalweg wird u.a. der Aktin-/Myosinfilament-Aufbau reguliert (siehe Abschnitt 1.5.1). Ob dieser auch in der über den TP-Rezeptor vermittelten Hemmung des VEGF-induzierten *Sproutings* durch U-46619 und 8-iso-PGF$_{2\alpha}$ eine Rolle spielt, sollte u.a. durch eine Hemmung der MLC Kinase untersucht werden. Es konnte gezeigt werden, dass die Hemmung der MLC Kinase durch ML-7 (100 µM) zur Aufhebung der durch U-46619 und 8-iso-PGF$_{2\alpha}$ induzierten Hemmung des VEGF-induzierten *Sproutings* der HUVECs führt (U-46619+ML-7 280±7 %; 8-iso-PGF$_{2\alpha}$+ML-7 269±21 %, p<0,001 vs. U-46619/8-iso-PGF$_{2\alpha}$; **Abb. 40**).

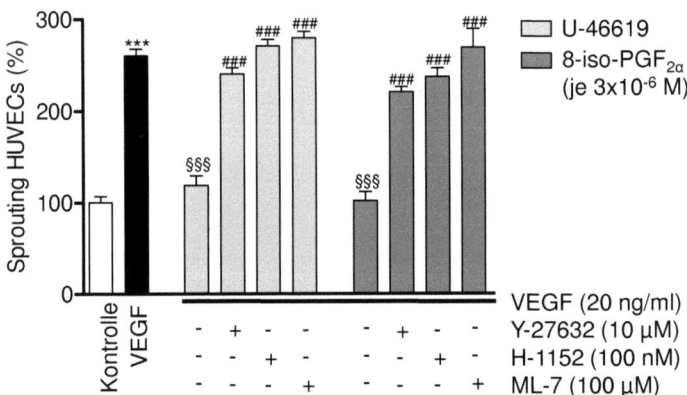

Abb. 40: Einfluss der Rho Kinase-Inhibitoren Y-27632 und H-1152 und des MLC Kinase-Inhibitors ML-7 auf den anti-angiogenen Effekt der TP-Rezeptor-Agonisten U-46619 und 8-iso-PGF$_{2\alpha}$. Y-27632 (10 µM) und H-1152 (100 nM) heben beide die Hemmung von U-46619 und 8-iso-PGF$_{2\alpha}$ (je 3x10^{-6} M) auf das VEGF (20 ng/ml)-induzierte Sprouting wieder auf. Den gleichen Effekt zeigt auch ML-7 (100 µM). (n=9; *** p<0,001 vs. Kontrolle, §§§ p<0,001 vs. VEGF, ### p<0,001 vs. U-46619/8-iso-PGF$_{2\alpha}$).

PTEN (*Phosphatase and Tensin Homologue Deleted on Chromosome Ten*) baut als Gegenspieler der PI3 Kinase PIP$_3$ zu PIP$_2$ ab und greift so regulatorisch in den Signalweg über PI3K/Akt und damit in Zellüberleben und – wachstum ein („Tumorsuppressor"; siehe Abschnitt 1.5.1.3). Eine Hemmung ist durch den PTEN-Inhibitor bpV(HOpic) möglich. Die durch U-46619 und 8-iso-PGF$_{2\alpha}$ (je 3×10^{-6} M) verursachte Hemmung des VEGF (20 ng/ml)-induzierten Sproutings von HUVECs (U-46619 148±11%, 8-iso-PGF$_{2\alpha}$ 115±7%, p<0,001 vs. VEGF 261±10%) wurde durch die Zugabe von 500 nM bpV(HOpic) aufgehoben (U-46619+bpV(HOpic) 210±7%, p<0,01 vs. U-46619; 8-iso-PGF$_{2\alpha}$+bpV(HOpic) 218±14%, p<0,001 vs. 8-iso-PGF$_{2\alpha}$; **Abb. 41**).

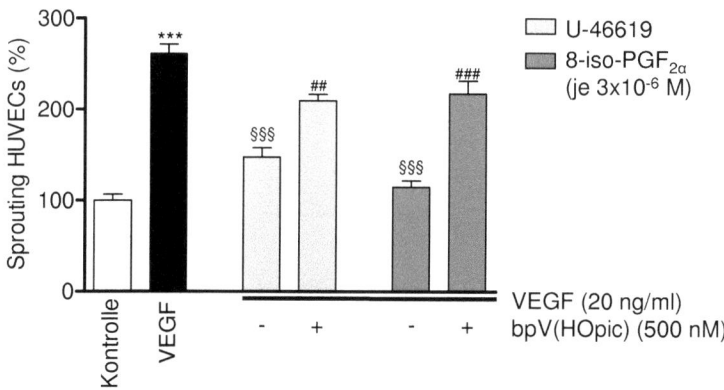

Abb. 41: Einfluss des PTEN-Inhibitors bpV(HOpic) auf den anti-angiogenen Effekt der TP-Rezeptor-Agonisten U-46619 und 8-iso-PGF$_{2\alpha}$. Die Hemmung des VEGF (20 ng/ml)-induzierten Sproutings durch U-46619 und 8-iso-PGF$_{2\alpha}$ (je 3×10^{-6} M) lässt sich durch den PTEN-Inhibitor bpV(HOpic) (500 nM) aufheben. (n=9; *** p<0,001 vs. Kontrolle, §§§ p<0,001 vs. VEGF, ### p<0,001 / ## p<0,01 vs. U-46619/8-iso-PGF$_{2\alpha}$)

Wie schon gezeigt führten der Rho Kinase-Inhibitor H-1152, der MLC Kinase-Inhibitor ML-7 und der PTEN-Inhibitor bpV(HOpic) zur Aufhebung der durch 8-iso-PGF$_{2\alpha}$ verursachten Hemmung des VEGF-induzierten Sproutings (**Abb. 40** und **Abb. 41**). Auch die Kombination von ML-7 mit H-1152 führte zu einer vollständigen Aufhebung der durch 8-iso-PGF$_{2\alpha}$ verursachten Hemmung (**Abb. 42**; 8-iso-PGF$_{2\alpha}$ 136±11%, p<0,001 vs. VEGF 240±11%; 8-iso-PGF$_{2\alpha}$+H-1152+ML-7 285±12%, p<0,001 vs. 8-iso-PGF$_{2\alpha}$). Eine Kombination von bpV(HOpic) mit dem Rho Kinase-Inhibitor H-1152 und dem MLC Kinase-

Inhibitor ML-7 führte zu einer vollständigen Aufhebung der durch 8-iso-PGF$_{2\alpha}$ verursachten Hemmung (**Abb. 42**; 8-iso-PGF$_{2\alpha}$ 136±11%, p<0,001 vs. VEGF 240±11%) des VEGF-induzierten *Sprouting*s.

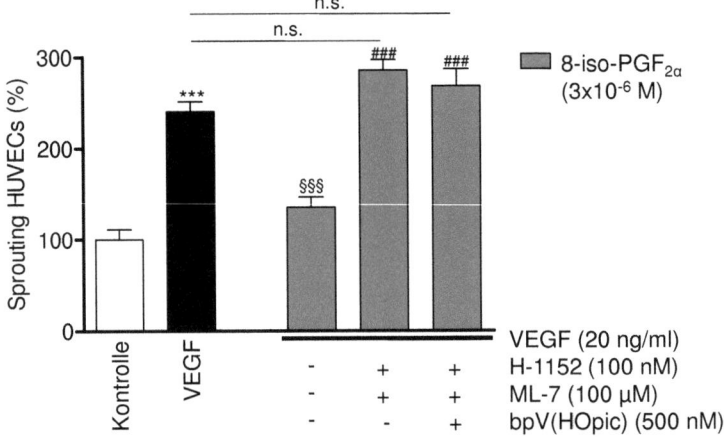

Abb. 42: Einfluss der kombinierten Hemmung mehrerer Targets auf den antiangiogenen Effekt von 8-iso-PGF$_{2\alpha}$. Die kombinierte Zugabe des Rho Kinase-Inhibitors H-1152 (100 nM) und des MLC Kinase-Inhibitors ML-7 (100 µM) sowie die noch zusätzliche Gabe des PTEN-Inhibitors bpV(HOpic) (500 nM) heben die durch 8-iso-PGF$_{2\alpha}$ (3x10^{-6} M) verursachte Hemmung des VEGF-induzierten *Sprouting*s vollständig auf und verstärken es sogar noch, wenn auch nicht signifikant. (n=9; *** p<0,001 vs. Kontrolle, §§§ p<0,001 vs. VEGF, ### p<0,001 vs. 8-iso-PGF$_{2\alpha}$)

Ein weiteres Target des RhoA/ROCK-Signalweges in der Regulation des Aktin-/Myosinfilament-Aufbaus ist die LIM Kinase. Sie liegt in ihrer inaktiven Form an Mikrotubuli assoziiert vor und wird nach ihrer Aktivierung von den Mikrotubuli freigesetzt (siehe Abschnitt 1.5.1.1). Da die LIMK ein entscheidendes Bindeglied zwischen dem Rho/ROCK-Signalweg und Cofilin darstellt, wurde sie als Angriffspunkt zur Aufklärung der Bedeutung von Cofilin beim VEGF-induzierten Sprouting bzw. dessen Hemmung durch TP-Rezeptor-Agonisten untersucht. Der Wirkstoff Taxol (Paclitaxel) führt durch Bindung an β-Tubulin zur Bildung stabiler Mikrotubuli.

Um herauszufinden, ab welcher Taxol-Konzentration eine Hemmung des VEGF-induzierten Sproutings auftritt, wurde eine Konzentrations-Wirkungskurve mit Taxol (0,02-200 nM) durchgeführt (**Abb. 43**). Ab einer Konzentration von 2 nM Taxol lag eine so starke Stabilisierung der Mikrotubuli vor, dass die zum *Sprouting* benötigte Zellproliferation fast nicht mehr möglich war. Ab 20 nM Taxol wurde sogar das basale *Sprouting* (Kontrollniveau) verhindert und bei 200 nM veränderte sich die Morphologie der Sphäroide (Foto in **Abb. 43**).

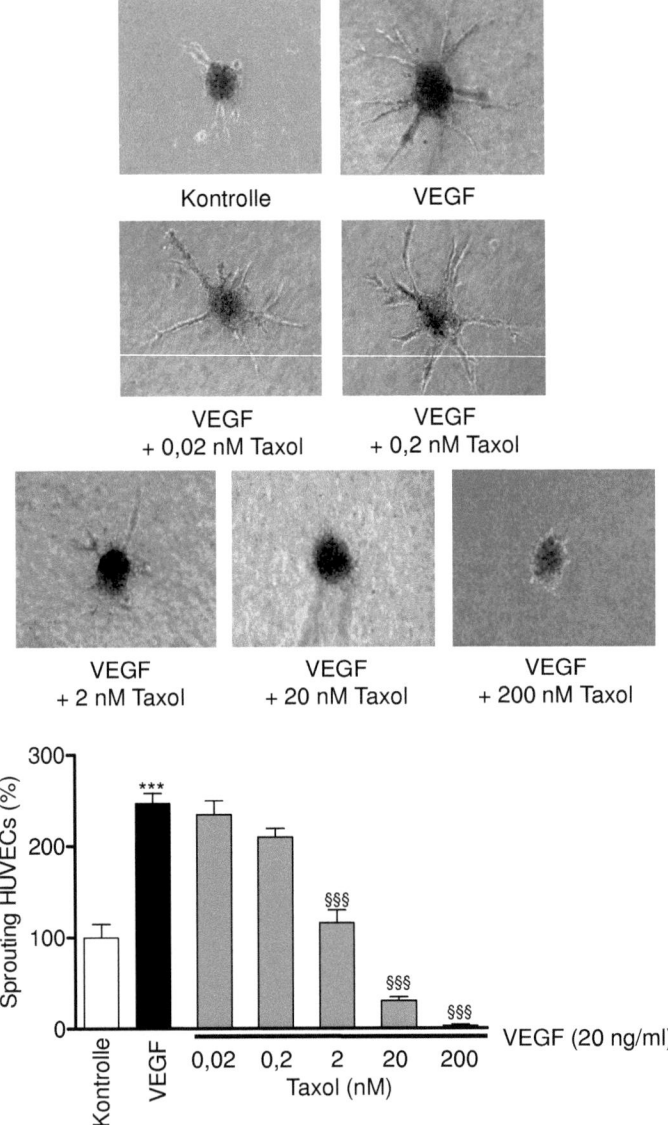

Abb. 43: Konzentrations-Wirkungskurve von Taxol auf das VEGF (20 ng/ml)-induzierte *Sprouting* von HUVECs. Die quantitative Auswertung ergibt eine

signifikante Hemmung des VEGF-induzierten Sproutings ab 2 nM Taxol. (n=9; *** p<0,001 vs. Kontrolle, §§§ p<0,001 vs. VEGF)

Entsprechend der durch die Konzentrations-Wirkungskurve mit Taxol gewonnenen Erkenntnisse des Taxol-Einflusses auf das VEGF-induzierte *Sprouting*, zeigten 0,2 nM Taxol eine Aufhebung des Hemmeffektes von U-46619 und 8-iso-PGF$_{2\alpha}$ (U-46619 119±11%, 8-iso-PGF$_{2\alpha}$ 102±10%, p<0,001 vs. VEGF 261±7 %) auf das VEGF-induzierte Sprouting (U-46619+Taxol 225±8%, 8-iso-PGF$_{2\alpha}$+Taxol 217±11%, p<0,001 vs. U-46619/8-iso-PGF$_{2\alpha}$; **Abb. 44**).

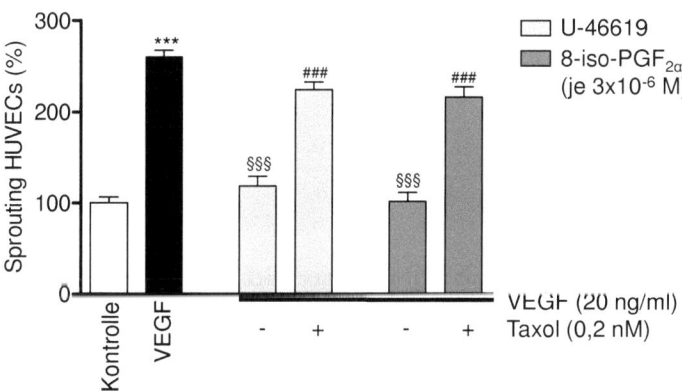

Abb. 44: Einfluss von Taxol auf den anti-angiogenen Effekt der TP-Rezeptor-Agonisten U-46619 und 8-iso-PGF$_{2\alpha}$. U-46619 und 8-iso-PGF$_{2\alpha}$ (je 3x10^{-6} M) hemmen das VEGF (20 ng/ml)-induzierte *Sprouting*. Die Zugabe von 0,2 nM Taxol hebt die durch die TP-Rezeptor-Agonisten verursachte Hemmung des VEGF-induzierten *Sprouting*s wieder auf. (n=9; *** p<0,001 vs. Kontrolle, §§§ p<0,001 vs. VEGF, ### p<0,001 vs. U-46619/8-iso-PGF$_{2\alpha}$).

3.6 TP-Rezeptor-Isoformen: Unterschiede in der Phosphorylierung von Erk1/2 und S6 ribosomalem Protein durch 8-iso-PGF$_{2\alpha}$

Um Unterschiede in der Signalweiterleitung der beiden TP-Rezeptor-Isoformen (TPα und TPβ) aufzuklären, wurde die Phosphorylierung von Akt (Ser473), S6

Ribosomal Protein (Ser235/236), Erk1/2 (Thr202/tyr204; p44/42 MAP Kinase) und p90RSK (Ser380) nach Aktivierung durch verschiedene Konzentrationen 8-iso-PGF$_{2\alpha}$ (10^{-7} und 10^{-5} M) untersucht (**Abb. 45**). Dazu wurden die unterschiedlichen Zelllinien (HEK, HEK-TPα, HEK-TPβ und HEK-TPβ-Mutante) über Nacht gehungert (DMEM+GlutaMAX^{TM}-I, 5% FCS, 1% Pen/Strep) und dann für 15 min mit den Testsubstanzen inkubiert.

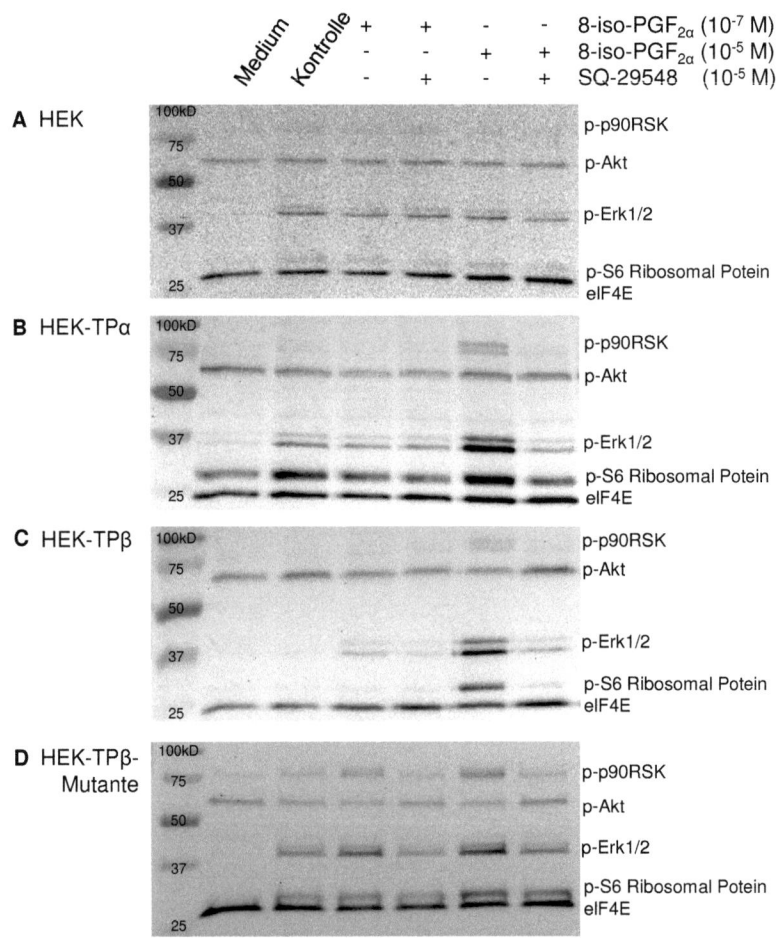

Abb. 45: Akt (Ser473)-, S6 Ribosomal Protein (Ser235/236)-, Erk1/2 (Thr202/Tyr204; p44/42 MAP Kinase)- und p90RSK (Ser380)-Phosphorylierung nach Aktivierung der TP-Rezeptor-Isoformen durch verschiedene 8-iso-PGF$_{2\alpha}$-Konzentrationen (10^{-7} und 10^{-5} M). Repräsentative WesternBlots.

Es zeigte sich, dass Erk1/2 in den HEK-Zellen, die den TPα-Rezeptor überexprimierten (HEK-TPα), durch die Inkubation mit 10^{-5} M 8-iso-PGF$_{2\alpha}$ phosphoryliert und dieser Effekt durch den TP-Rezeptor-Antagonisten SQ-29548 (10^{-5} M) aufgehoben wurde (8-iso-PGF$_{2\alpha}$, 10^{-5} M 306±12%, p<0,001 vs. Kontrolle; +SQ-29548 63±9%, p<0,001 vs. 8-iso-PGF$_{2\alpha}$, 10^{-5} M; **Abb. 46**B). Dieser Effekt war in den HEK-TPβ viel stärker ausgeprägt (8-iso-PGF$_{2\alpha}$, 10^{-5} M 1141±105%, p<0,001 vs. Kontrolle; +SQ-29548 204±17%, p<0,001 vs. 8-iso-PGF$_{2\alpha}$, 10^{-5} M; **Abb. 46**C) und zeigte sich auch schon bei der geringeren 8-iso-PGF$_{2\alpha}$-Konzentration (8-iso-PGF$_{2\alpha}$, 10^{-7} M 312±31%, p<0,001 vs. Kontrolle; +SQ-29548 72±6%, p<0,001 vs. 8-iso-PGF$_{2\alpha}$, 10^{-7} M). In den HEK-TPβ zeigten 10^{-7} M 8-iso-PGF$_{2\alpha}$ eine gleichstarke Phosphorylierung von Erk1/2 wie 10^{-5} M 8-iso-PGF$_{2\alpha}$ in HEK-TPα. Die HEK-TPβ-Mutante zeigte hingegen nur eine schwache Erk1/2-Phosphorylierung nach Inkubation mit der höheren 8-iso-PGF$_{2\alpha}$-Konzentration, die aber auch durch SQ 29548 aufgehoben werden konnte (8-iso-PGF$_{2\alpha}$, 10^{-7} M 193±39%, p<0,05 vs. Kontrolle; +SQ-29548 72±13%, p<0,01 vs. 8-iso-PGF$_{2\alpha}$, 10^{-7} M; **Abb. 46**D). In den untransfizierten HEK zeigte sich keinerlei Erk1/2-Phosphorylierung durch 8-iso-PGF$_{2\alpha}$ (**Abb. 46**A).

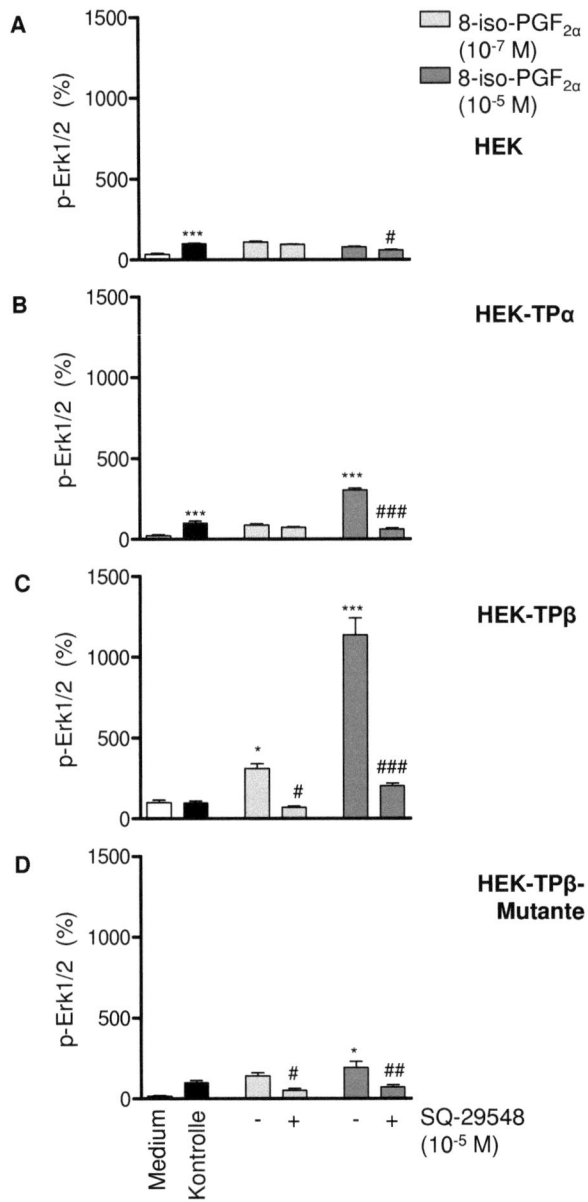

Abb. 46: Erk1/2-Phosphorylierung durch 8-iso-PGF$_{2\alpha}$ durch die verschiedenen TP-Rezeptor-Isoformen. (A) HEK, (B) HEK-TPα, (C) HEK-TPβ, (D) HEK-TPβ-Mutante. Die Proteingewinnung erfolgte nach 15-minütiger Inkubation mit 0,03% EtOH (Kontrolle), 10^{-7} M 8-iso-PGF$_{2\alpha}$±SQ-29548 (10^{-5} M) und 10^{-5} M 8-iso-PGF$_{2\alpha}$±SQ-29548 (10^{-5} M). (n=3; *p<0,05 / **p<0,01 / ***p<0,001; * vs. Medium/Kontrolle, # vs. 8-iso-PGF$_{2\alpha}$)

Für die Phosphorylierung von p90RSK (*p90 Ribosomal S6 Kinase*, auch *MAPK-Activated Protein Kinase-1*/MAPKAP-K1), ein *Downstream-Target* von Erk1/2, zeigte sich ein der Erk1/2-Phosphorylierung vergleichbares Bild. Für die Phosphorylierung von Akt zeigte sich durch keine verwendete 8-iso-PGF$_{2\alpha}$-Konzentration in den transfizierten HEK eine signifikante Veränderung.

Als letztes wurde die Phosphorylierung von *S6 Ribosomal Protein* untersucht (**Abb. 47**). *S6 Ribosomal Protein* ist ein Substrat der p70RSK, die neben der p90RSK eine weitere Subfamilie der ribosomalen S6 Kinase darstellt, und deren Aktivierung durch mTOR (*mammalian Target Of Rapamycin*) erfolgt. In den HEK-TPβ zeigte sich eine signifikante Erhöhung der *S6 Ribosomal Protein*-Phosphorylierung durch 10^{-5} M 8-iso-PGF$_{2\alpha}$, die durch SQ-29548 wieder aufgehoben wird (8-iso-PGF$_{2\alpha}$, 10^{-5} M 1031±70%, p<0,001 vs. Kontrolle; +SQ-29548 91±18%, p<0,001 vs. 8-iso-PGF$_{2\alpha}$, 10^{-5} M; **Abb. 47**C).

Ergebnisse

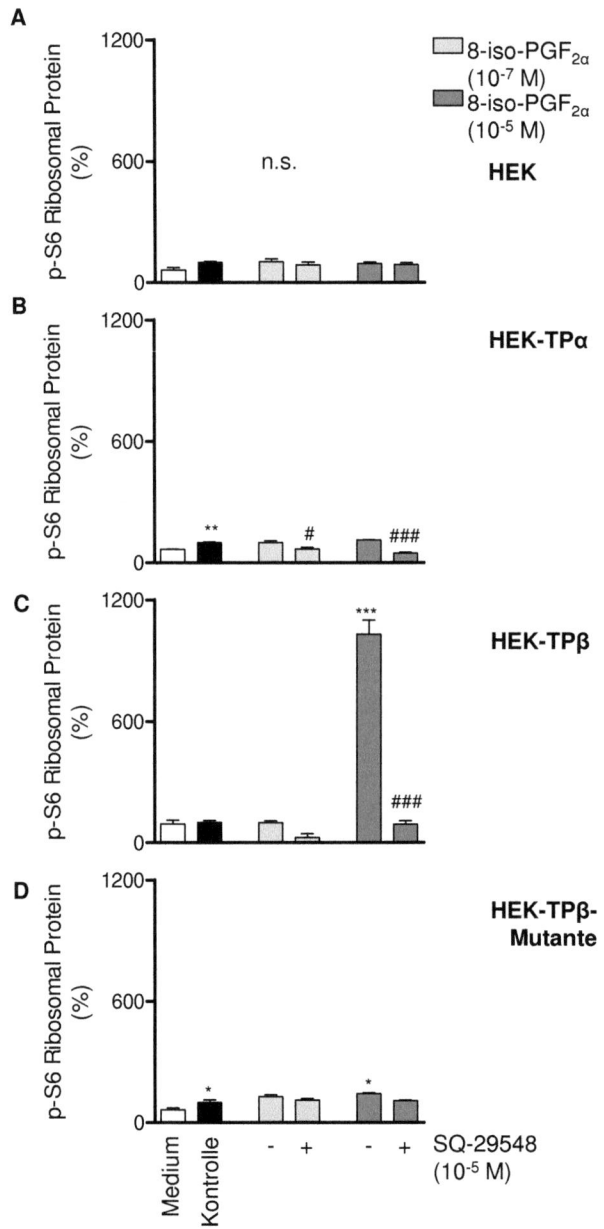

Abb. 47: *S6 Ribosomal Protein*-Phosphorylierung durch 8-iso-PGF$_{2\alpha}$ durch die verschiedenen TP-Rezeptor-Isoformen. Die Proteingewinnung erfolgte nach 15-minütiger Inkubation mit 0,03% EtOH (Kontrolle), 10^{-7} M 8-iso-PGF$_{2\alpha}$±SQ-29548 (10^{-5} M) und 10^{-5} M 8-iso-PGF$_{2\alpha}$±SQ-29548 (10^{-5} M). (n=3; * p<0,05 / ** p<0,01 / *** p<0,001; * vs. Medium/Kontrolle, # vs. 8-iso-PGF$_{2\alpha}$)

3.7 TP-Rezeptor-Isoformen: Unterschiede in der Phosphorylierung von Cofilin durch U-46619 bzw. 8-iso-PGF$_{2\alpha}$

Cofilin gilt als *Downstream-Target* der RhoA/ROCK-Signalkaskade und ist maßgeblich an der Regulation des Aktinzytoskeletts beteiligt. Seine Phosphorylierung führt zur Inaktivierung und damit Hemmung der Aktindynamik.

Die Zellen wurden 5 h bei 37 °C und 5% CO$_2$ gehungert (DMEM+GlutaMAX^{TM} + 0,1% FCS), dann 30 min mit dem Rho Kinase-Inhibitor Y-27632 (10 μM) inkubiert und danach nochmals 10 min mit Kontrolle oder den TP-Rezeptor-Agonisten U-46619 bzw. 8-iso-PGF$_{2\alpha}$ (je 10^{-5} M). In den die TP-Rezeptor-Isoform α überexprimierenden HEK-Zellen (HEK-TPα) führte die Inkubation mit U-46619 zu einer verstärkten Phosphorylierung von Cofilin (440±105%, p<0,01 vs. Kontrolle), die durch den Rho Kinase-Inhibitor Y-27632 aufgehoben wurde (75±14%, p<0,01 vs. U-46619; **Abb. 48**). Auch 8-iso-PGF$_{2\alpha}$ führte zu einer verstärkten Phosphorylierung, die durch Y-27632 wieder reduziert wurde, jedoch war dieser Effekt nicht signifikant (8-iso-PGF$_{2\alpha}$ 268±59%, +Y-27632 126±15%, n.s.). In den die TP-Rezeptor-Isoform β überexprimierenden HEK-Zellen (HEK-TPβ) führte die Inkubation mit 8-iso-PGF$_{2\alpha}$ zu einer signifikant verstärkten Phosphorylierung von Cofilin (275±33%, p<0,001 vs. Kontrolle), die durch den Rho Kinase-Inhibitor Y-27632 aufgehoben wurde (105±16%, p<0,001 vs. 8-iso-PGF$_{2\alpha}$; **Abb. 49**). Auch U-46619 führte zu einer verstärkten Phosphorylierung, die durch Y-27632 wieder reduziert wurde, jedoch war dieser Effekt nicht signifikant (U-46619 174±13%, +Y-27632 104±17%, n.s.). In den HEK-TPβ-Mutante zeigte sich keine signifikante Verstärkung der Phosphorylierung von Cofilin durch U-46619 bzw. 8-iso-PGF$_{2\alpha}$ (U-46619 238±121%, 8-iso-PGF$_{2\alpha}$ 226±69%, n.s. vs. Kontrolle; **Abb. 50**). Somit führte auch Y-27632 nicht zu einer signifikanten Reduzierung der Phosphorylierung (U-46619+Y-27632 91±16%, 8-iso-PGF$_{2\alpha}$+Y-27632 103±15%, n.s. vs. U-46619/8-iso-PGF$_{2\alpha}$; **Abb. 50**).

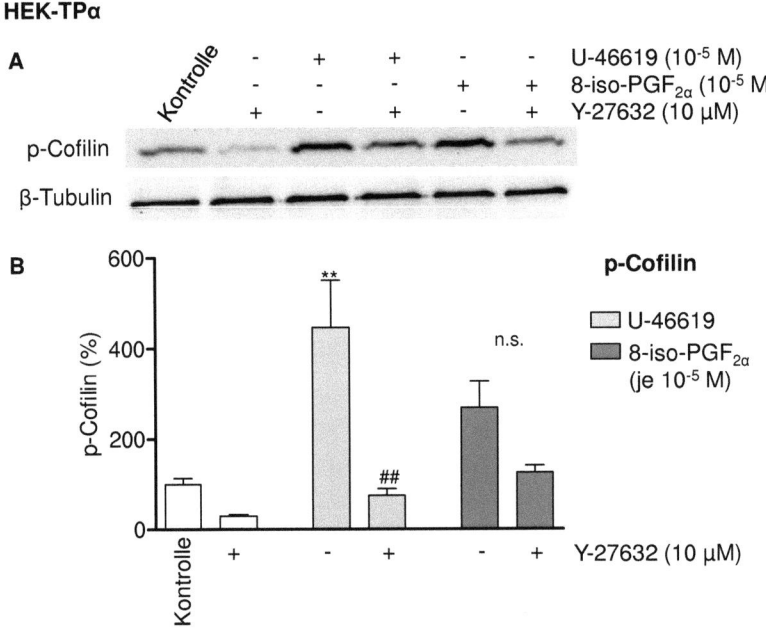

Abb. 48: Cofilin-Phosphorylierung in HEK-TPα nach Stimulation durch U-46619 bzw. 8-iso-PGF$_{2\alpha}$ (je 10^{-5} M). (A) repräsentativer Western Blot, Ladungskontrolle: β-Tubulin; (B) p-Cofilin bezogen auf β-Tubulin in % von Kontrolle. (n=3, ** p<0,01 vs. Kontrolle, ## p<0,01 vs. U-46619)

HEK-TPβ

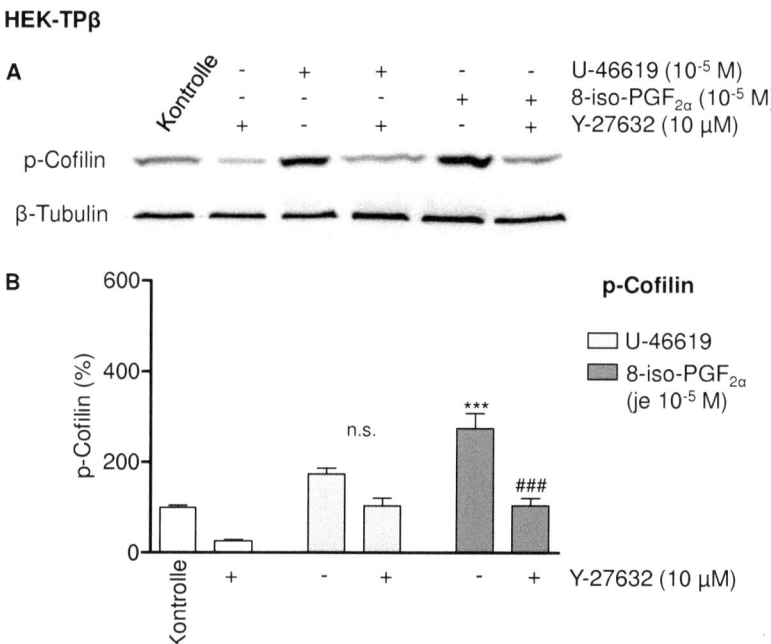

Abb. 40: Cofilin Phosphorylierung in HEK-TPβ nach Stimulation durch U-46619 bzw. 8-iso-PGF$_{2α}$ (je 10^{-5} M). (A) repräsentativer Western Blot, Ladungskontrolle: β-Tubulin; (B) p-Cofilin bezogen auf β-Tubulin in % von Kontrolle. (n=3, *** p<0,001 vs. Kontrolle, ### p<0,001 vs. 8-iso-PGF$_{2α}$)

Ergebnisse

HEK-TPβ-Mutante

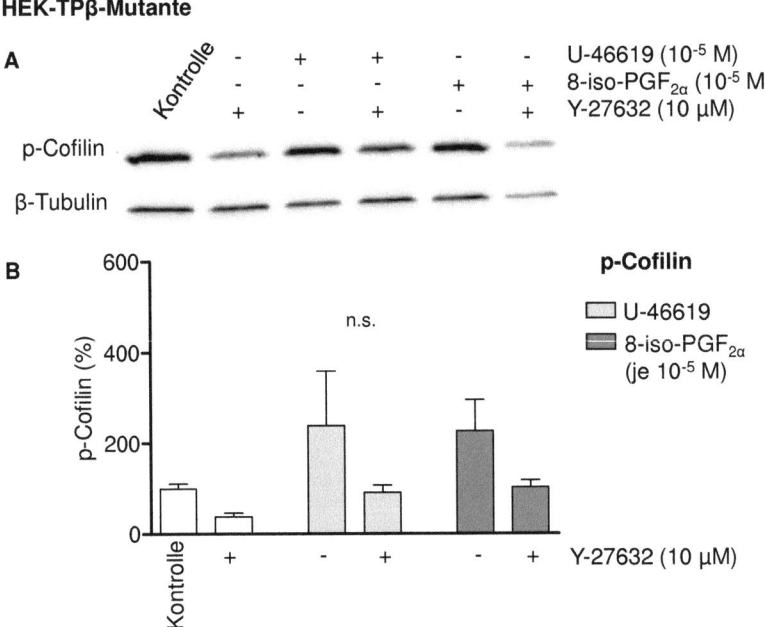

Abb. 50: Cofilin-Phosphorylierung in HEK-TPβ-Mutante nach Stimulation durch U-46619 bzw. 8-iso-PGF$_{2\alpha}$ (je 10^{-5} M). (A) repräsentativer Western Blot, Ladungskontrolle: β-Tubulin; (B) p-Cofilin bezogen auf β-Tubulin in % von Kontrolle. (n=3)

3.8 Effekte verschiedener Isoprostane auf isolierte Gefäße aus Ratte und Mensch (*ex vivo*)

Die Präparation der *Aorta thoracica* aus der Ratte und der humanen *Arteria mammaria interna* und die Durchführung der Organbad-Versuche erfolgte wie in 2.5.1 und 2.5.2 beschrieben.

3.8.1 F$_2$-Isoprostane der 15er- und 5er-Serie

Im Verlauf einer Konzentrations-Wirkungskurve in der *A. thoracica* der Ratte zeigten die F$_2$-Isoprostane der 5er-Serie (5-F$_{2t}$- und 5-*epi*-5-F$_{2t}$-IsoP; n=4) keinen Effekt auf die Gefäßaktivität (**Abb. 51**A). 8-iso-PGF$_{2\alpha}$ (15-F$_{2t}$-IsoP) führte ab einer Konzentration von 10^{-6} M zu einer signifikanten Kontraktion (n=8; **Abb. 51**A). Die KWK in der humanen *A. mammaria* ergab für 8-iso-PGF$_{2\alpha}$ und die F$_2$-Isoprostane der 5er-Serie (5-F$_{2t}$-, 5-*epi*-5-F$_{2t}$- und ent-5-F$_{2c}$-IsoP; n=3) das gleiche Bild wie in der Ratte (**Abb. 51**B).

Zwei F$_2$-Isoprostane der 15er-Serie (ent-15-F$_{2t}$- und ent-15-*epi*-15-F$_{2t}$-IsoP; n=4) zeigten ebenfalls keine Vasokonstriktion an einer isolierten *A. thoracica* aus der Ratte in einem Bereich von 10^{-9} bis $10^{-5,5}$ M (**Abb. 51**C). 8-iso-PGF$_{2\alpha}$ (15-F$_{2t}$-IsoP) führte ab einer Konzentration von 10^{-6} M zu einer signifikanten Kontraktion.

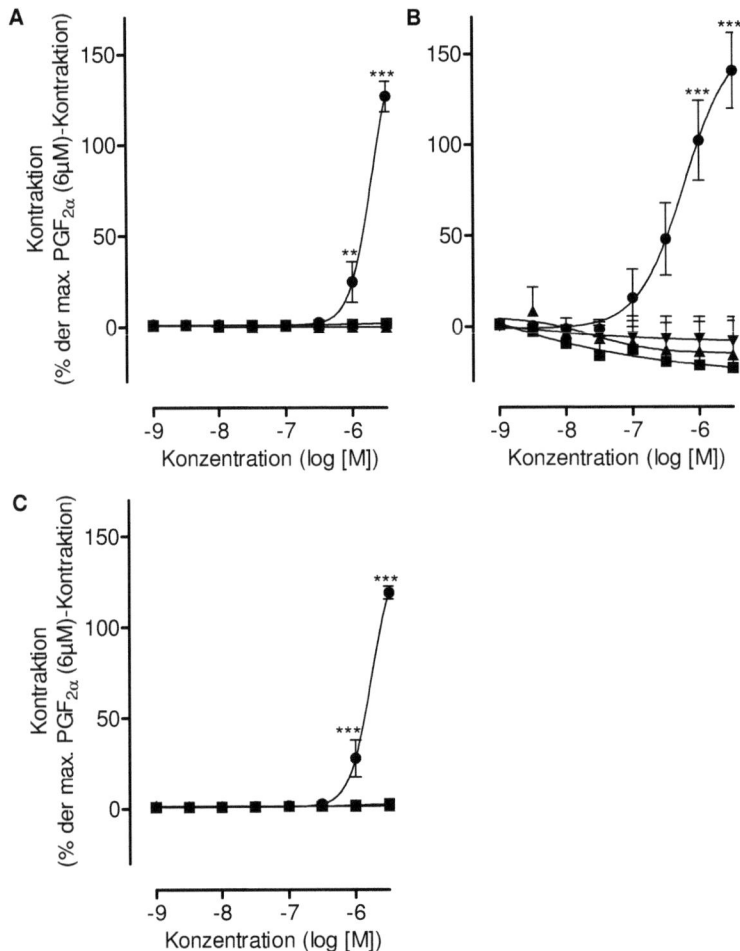

Abb. 51: Effekt einiger F_2-Isoprostane der 5er- (A,B) und 15er- (C) Serie auf die Gefäßaktivität in Ratte und Mensch. (A) KWK in *A. thoracica*, Ratte: Weder ■5-F_{2t}- noch ▲5-*epi*-5-F_{2t}-IsoP (je n=4) haben einen Effekt auf die Gefäßaktivität. 8-iso-PGF$_{2\alpha}$ (●; n=8) hingegen führt ab einer Konzentration von 10^{-6} M zu einer signifikanten Kontraktion. (B) KWK in *A. mammaria*, human: Die untersuchten IsoPs der 5er Serie (■5-F_{2t}-, ▲5-*epi*-5-F_{2t}- und ▼ent-5-F_{2c}-IsoP; n=3) zeigen keinen signifikanten Einfluss auf die Gefäßaktivität. 8-iso-PGF$_{2\alpha}$ (●; n=8) führt

ab einer Konzentration von 10^{-6} M zu einer signifikanten Kontraktion. (C) Keines der F_2-IsoPs der 15er-Serie (■ent-15-F_{2t}- und ▲ent-15-*epi*-15-F_{2t}-IsoP; n=4) hat einen Effekt auf die Gefäßaktivität. 8-iso-$PGF_{2\alpha}$ (●; n=8) hingegen führt ab einer Konzentration von 10^{-6} M zu einer signifikanten Kontraktion. (*** $p<0{,}001$, ** $p<0{,}01$)

3.8.2 B_1- und F_1-Phytoprostane

Keines der untersuchten B_1-Phytoprostane type I (B_1-PP type I und ent-B_1-PP type I) und type II (B_1-PP type II und ent-B_1-PP type II; **Abb. 52**A), der F_1-Phytoprostane type I (F_1-PP type I, ent-F_1-PP type I, ent-16-*epi*-F_1-PP type I; **Abb. 52**B) und type II (F_1-PP type II, ent-F_1-PP type II, 9-*epi*-F_1-PP type II, ent-9-*epi*-F_1-PP type II; **Abb. 52**C) zeigte einen vasokonstriktiven Effekt auf die isolierte *A. thoracica* aus der Ratte in einer Konzentration von 3 µM.

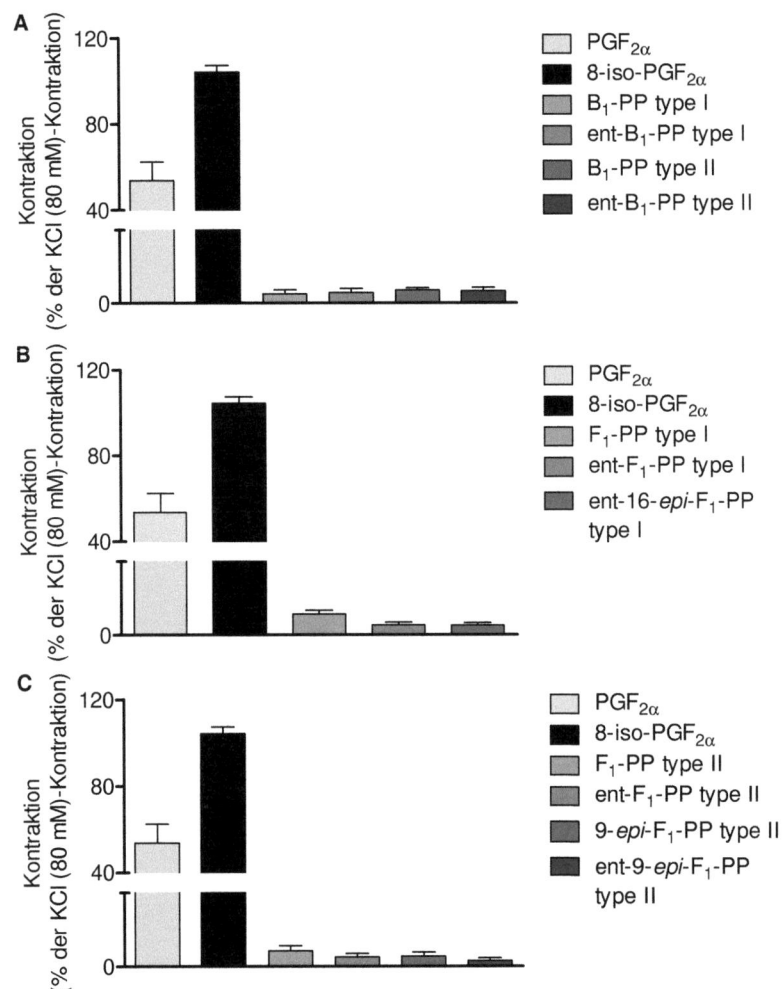

Abb. 52: Effekt verschiedener B_1- und F_1-Phytoprostane auf die Gefäßaktivität einer *A. thoracica*, Ratte. Sowohl $PGF_{2\alpha}$ (n=5) als auch 8-iso-$PGF_{2\alpha}$ (n=37) zeigen eine Vasokonstriktion. Die verwendeten B_1-PPs type I und type II (A), F_1-PPs type I (B) und type II (C) zeigen keinerlei Vasoaktivität (alle 3 µM; n=9 für alle PPs).

3.9 *In vivo*-Modelle

3.9.1 Invasive Blutdruckmessung

Die invasive Blutdruckmessung erfolgte in C57/BL6-Wildtyp-Mäusen in Narkose gemäß 2.6.3. Betrachtet man den Verlauf von Herzfrequenz, arteriellem Mitteldruck (MAD), Systole und Diastole nach Infusion von 150 µl einer 3×10^{-5} M 8-iso-PGF$_{2\alpha}$-Lösung im Vergleich zu isoton. NaCl bzw. Kontrolle (0,1% EtOH) so zeigte sich eine deutliche Erhöhung von arteriellem Mitteldruck (MAD), Systole und Diastole nach Gabe von 8-iso-PGF$_{2\alpha}$ (**Abb. 53** links, B-D). Durch Infusion von isoton. NaCl bzw. Kontrolle kam es hingegen erst zu einem Abfall von arteriellem Mitteldruck (MAD), Systole und Diastole, der dann jedoch wieder auf Baseline-Niveau anstieg (**Abb. 53** links, B-D). Die Herzfrequenz veränderte sich hingegen nahezu gar nicht (**Abb. 53** links, A). Die statistische Auswertung erfolgte anhand der Maxima innerhalb der ersten 5 min nach Infusion, da zu diesem Zeitpunkt die Effekte am Stärksten waren. In der Herzfrequenz zeigte sich kein signifikanter Unterschied zwischen 8-iso-PGF$_{2\alpha}$ und Kontrolle oder isoton. NaCl und Kontrolle, jedoch zwischen isoton. NaCl und 8-iso-PGF$_{2\alpha}$, der jedoch vernachlässigbar war (**Abb. 53** rechts, A). Betrachtete man die Maxima von arteriellem Mitteldruck (MAD), Systole und Diastole 5 min nach der Infusion, so zeigte sich für alle Parameter eine Erhöhung um ca. 25% gegenüber Kontrolle durch Zugabe von 8-iso-PGF$_{2\alpha}$ ($p<0,01$; **Abb. 53** rechts, B-D).

Ergebnisse

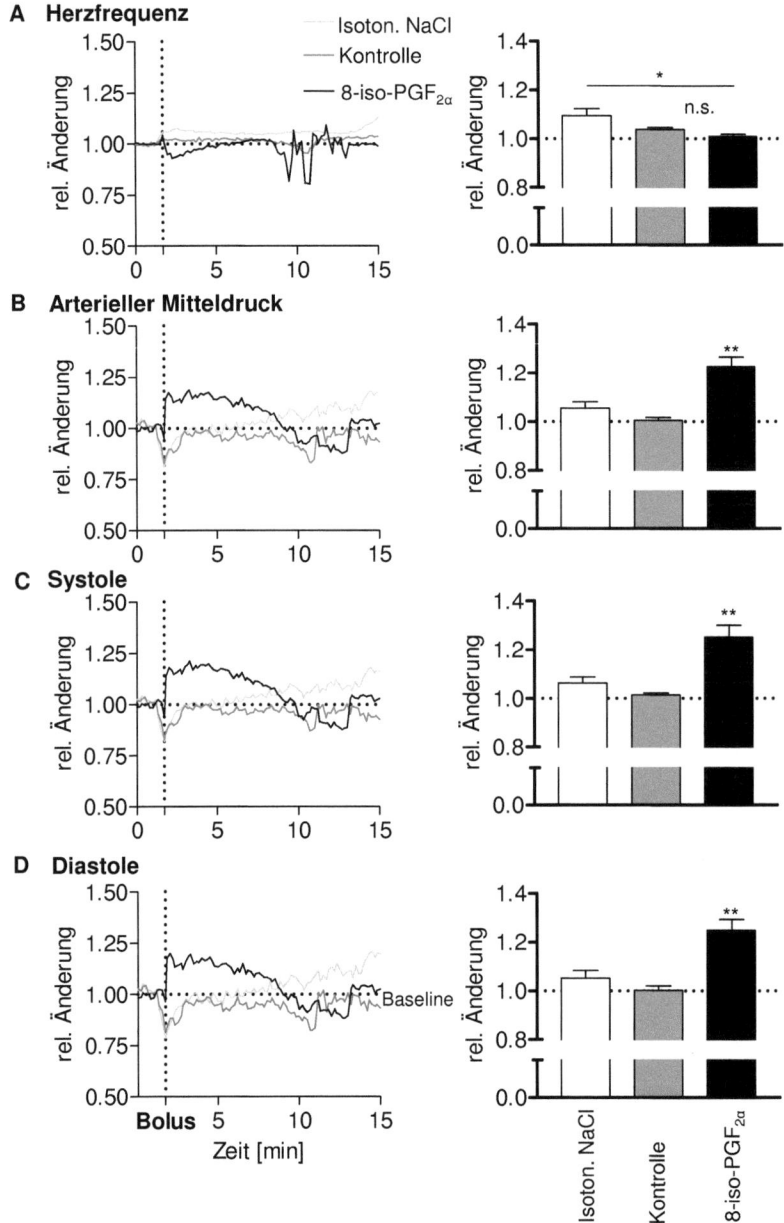

Abb. 53: Invasive Blutdruckmessung. (A) Herzfrequenz, (B) Arterieller Mitteldruck (MAD), (C) Systole und (D) Diastole; links: Verlauf, rechts: Maxima innerhalb der ersten 5 min nach Infusion. (Isoton. NaCl n=6, Kontrolle n=3, 8-iso-PGF$_{2\alpha}$ n=5; Isoton. NaCl vs. Kontrolle n.s., ** p<0,01 8-iso-PGF$_{2\alpha}$ (3×10^{-5} M) vs. Kontrolle)

3.9.2 Hämochromatose-Rattenmodell

Die Durchführung des Tierversuchs erfolgte wie in 2.6.1 beschrieben. Zur Auswertung des Teilversuchs mit den männlichen Wistar Han IGS Ratten wurden nur die Gruppe B, d.h. eisenarme Diät *ad libitum* mit implantierter osmotischer Minipumpe mit 10% EtOH, im Weiteren „Kontrolldiät" genannt, und die Gruppe C, d.h. mit 0,5% TMH-Ferrozen-angereichertes Futter *ad libitum* mit implantierter osmotischer Minipumpe mit 10% EtOH, im Weiteren „Eisenhaltige Diät" genannt, herangezogen. Dementsprechend wurden auch die zwei Gruppen des Teilversuchs mit weiblichen Wistar Ratten als „Kontrolldiät" (Gruppe F) und „Eisenhaltige Diät" (Gruppe G) bezeichnet.

3.9.2.1 Phänotypisierung des Tiermodells

Sowohl die männlichen Wistar Han IGS als auch die weiblichen Wistar Ratten zeigten eine signifikante Reduzierung des Körpergewichts durch die eisenhaltige Diät (Wistar Han, ♂: 237±9 g, p<0,001 vs. Kontrolldiät 373±7 g; Wistar ♀: 242±10 g, p<0,05 vs. Kontrolldiät 283±10 g; **Abb. 54**A). Die Leber nahm durch die eisenhaltige Diät sowohl in den männlichen Wistar Han IGS Ratten (12±0,9%, p<0,001 vs. 24±1%) als auch in den weiblichen Wistar Ratten (11±1,2%, p<0,001 vs. 24±1,2%; **Abb. 54**B) an Gewicht zu. Betrachtet man das Lebergewicht in Relation zum Körpergewicht, so kam es in den männlichen Wistar Han Ratten zu mehr als einer Verdreifachung (3±0,2%, p<0,001 vs. 10±0,3%), in den weiblichen Wistar Ratten zu mehr als einer Verdopplung (4±0,3 %, p<0,001 vs. 10±0,5 %; **Abb. 54**C).

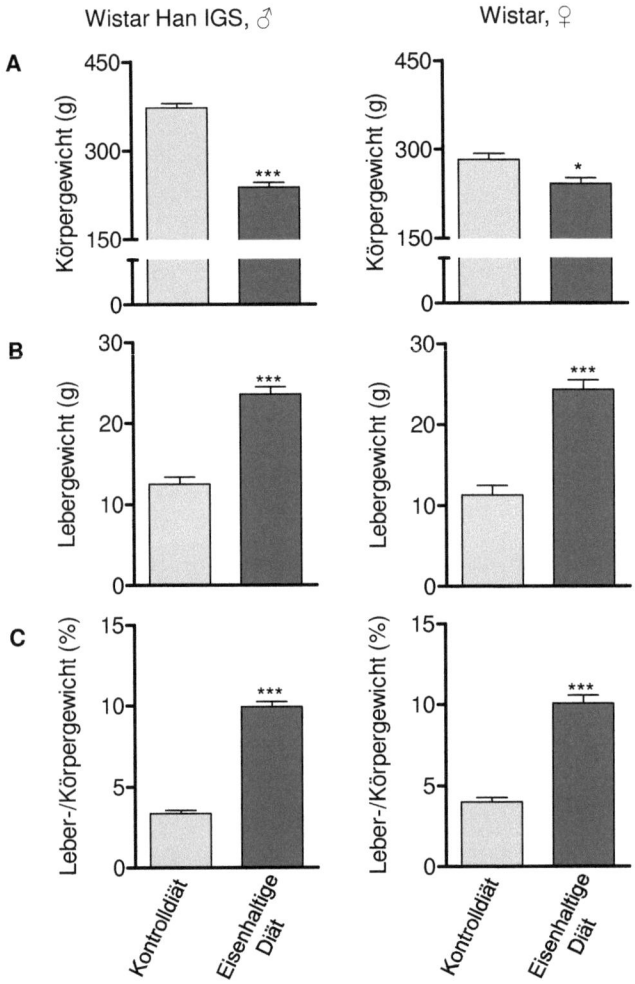

Abb. 54: Unterschiede in (A) Körpergewicht, (B) Lebergewicht und (C) Leber-/Körpergewicht unter Kontroll- und eisenhaltiger Diät. (Wistar Han Ratten, ♂: Kontrolldiät n=6, Eisenhaltige Diät n=8; Wistar Ratten, ♀: je Gruppe n=4; * $p<0{,}05$, *** $p<0{,}001$ vs. Kontrolldiät)

Zur Untersuchung der Endothelfunktion wurde die *Aorta thoracica* entnommen und wie in 2.5.3 beschrieben im Organbad untersucht. Es zeigte sich kein signifikanter Unterschied in der endothel-abhängigen und –unabhängigen Dilatation (**Abb. 55**). Entgegen früherer Ergebnisse in weiblichen Wistar Ratten lies sich keine endotheliale Dysfunktion nachweisen.

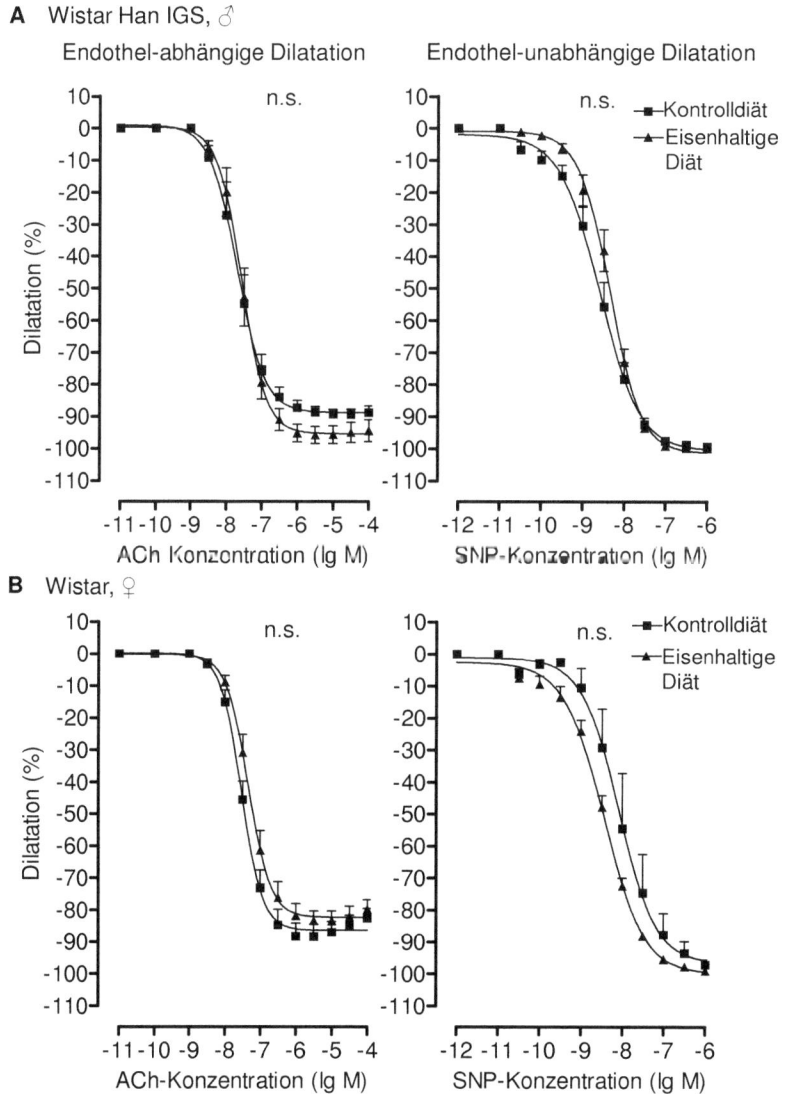

Abb. 55: Endothel-abhängige und –unabhängige Dilatation der *Aorta thoracica* der männlichen Wistar Han IGS (A) und weiblichen Wistar (B) Ratten. (WistarHan Ratten, ♂: Kontrolldiät n=3, Eisenhaltige Diät n=6; Wistar Ratten, ♀: je Gruppe n=4)

Der Lebereisengehalt stieg in den männlichen Wistar Han IGS Ratten von 0,04±0,004 mg/g Leber auf 6,7±1,4 mg/g Leber (n=4/4, p<0,01) und in den weiblichen Wistar Ratten von 0,07±0,01 mg/g Leber auf 8,5±0,4 mg/g Leber (n=4/4, p<0,001; **Abb. 56A**). Die Blutdruckmessung mit *Tail cuff*-Plethymographie am lebenden Tier ergab in den männlichen Wistar Han IGS Ratten eine signifikante Blutdruckerhöhung (106±2 mmHg vs. 117±3 mmHg, n=6/8, p<0,05; **Abb. 56B**). Auch in den weiblichen Wistar Ratten zeigte sich tendenziell eine Blutdruckerhöhung unter eisenhaltiger Diät, die jedoch nicht signifikant war (108±7 mmHg vs. 124±2 mmHg, n=3/4, n.s.; **Abb. 56B**). Die Messung von 8-iso-$PGF_{2\alpha}$ im 24h-Urin ergab in den männlichen Wistar Han IGS Ratten eine signifikante Erhöhung unter eisenhaltiger Diät (405±34 pg/mg Kreatinin vs. 1657±644 pg/mg Kreatinin, p<0,01; **Abb. 56C**). Auch in den weiblichen Wistar Ratten war die Ausscheidung von 8-iso$PGF_{2\alpha}$ im 24h-Urin erhöht, jedoch nicht signifikant (726±71 pg/mg Kreatinin vs. 1388±304 pg/mg Kreatinin, n.s.; **Abb. 56C**).

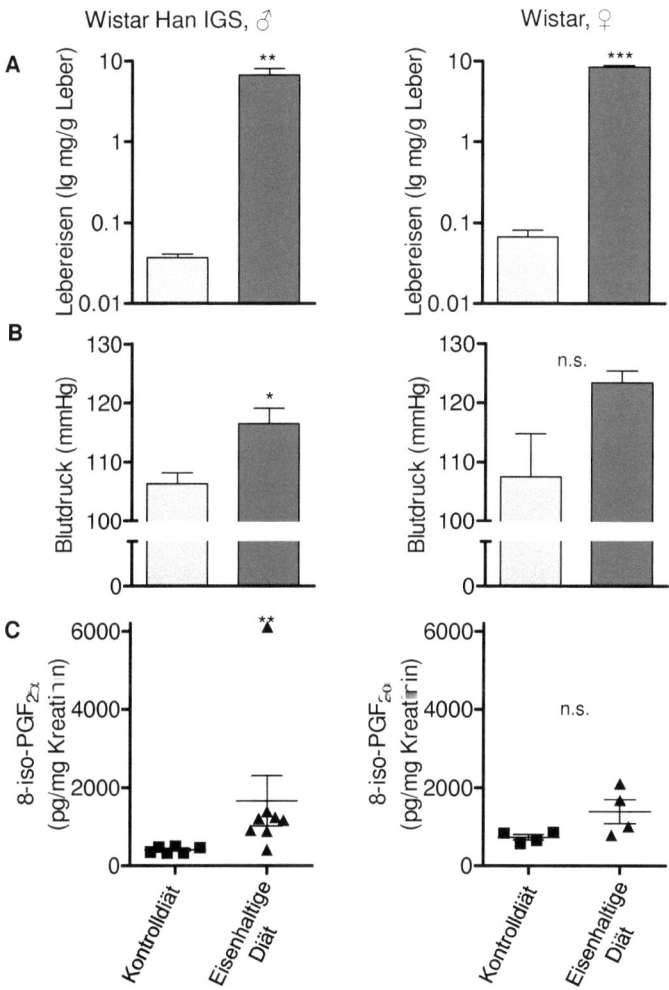

Abb. 56: (A) Lebereisengehalt (je n=4, ** p<0,01, *** p<0,001), (B) Blutdruck (Tail cuff-Plethysmographie) und (C) 8-iso-PGF2α im 24h-Urin als Marker für Oxidativen Stress. (B, C: Wistar Han Ratten, ♂: Kontrolldiät n=6, Eisenhaltige Diät n=8; Wistar Ratten, ♀: je Gruppe n=4; * p<0,05, ** p<0,01, Mann Whitney-Test)

3.9.2.2 Untersuchungen der Niere

Betrachtet man das Nierengewicht in Relation zum Körpergewicht, so kam es sowohl in den männlichen Wistar Han IGS Ratten (0,78±0,04%, p<0,01 vs. 1,01±0,06%) als auch in den weiblichen Wistar Ratten (1,02±0,02%, p<0,01 vs. 1,17±0,03%) zu einer signifikanten Vergrößerung der Niere (**Abb. 57**A). Eine Untersuchung des Albumingehaltes im 24h-Urin zeigte eine erhöhte Albuminausscheidung unter eisenhaltiger Diät (Wistar Han, ♂: 5±1 vs. 1408±225 mg/mg Kreatinin, p<0,01; Wistar, ♀: 8±3 vs. 195±133 mg/mg Kreatinin, p<0,05; **Abb. 57**B). Die Auftrennung des 24h-Urins der Wistar Han IGS-Versuchsgruppen im SDS-PAGE mit anschließender Coomassie-Färbung zeigte eine starke Albuminbande in den Proben der eisenhaltigen Diät (**Abb. 57**C). Außerdem sind viele niedermolekulare Proteine (<Albumin), aber auch einige höhermolekulare (>Albumin) zu erkennen.

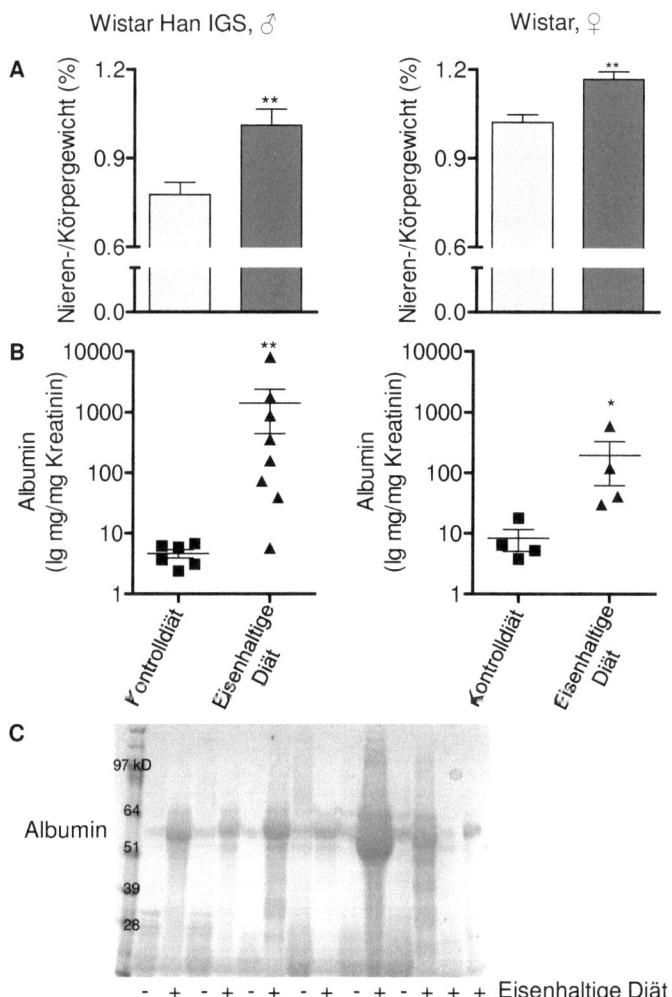

Abb. 57: (A) Nieren-/Körpergewicht, (B) Albuminausscheidung im 24h-Urin und (C) SDS-PAGE vom 24h-Urin der männlichen Wistar Han IGS Ratten. (Wistar Han Ratten, ♂: Kontrolldiät/- n=6, Eisenhaltige Diät/+ n=8; Wistar Ratten, ♀: je Gruppe n=4; * p<0,05, ** p<0,01 vs. Kontrolldiät, (B) Mann Whitney-Test)

Die histologische Untersuchung der Rattennieren aus den männlichen Wistar Han IGS Ratten zeigte in der PAS (*Periodic acid-Schiff*)-Färbung veränderte

Glomeruli mit geschwollenen Podozyten (**Abb. 58**, 2). Im proximalen Tubulus war der Bürstensaum rarifiziert, die Epithelzellen abgeflacht und das Zytoplasma vakuolisiert. Außerdem waren sehr deutlich Protein Droplets und Protein Casts zu erkennen (**Abb. 58** 3, 4).

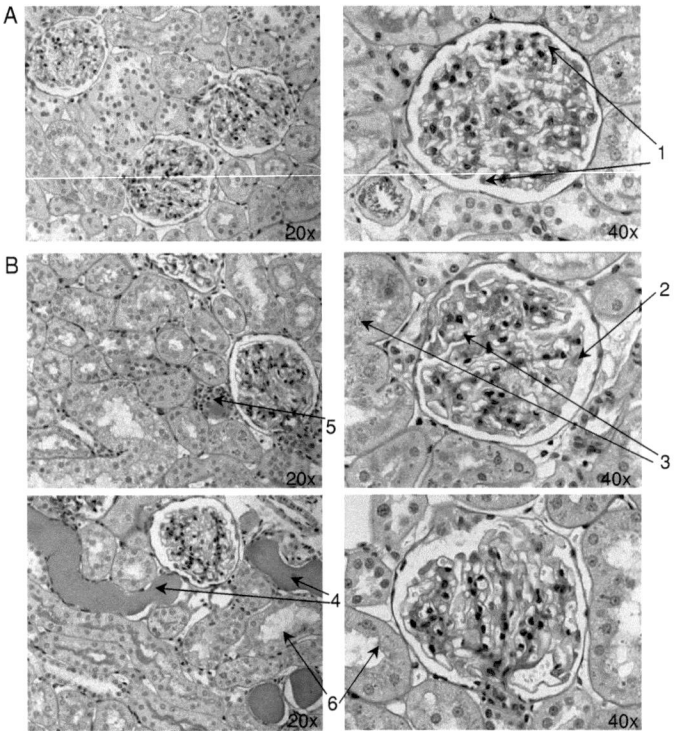

Abb. 58: PAS-Färbung der Nieren der männlichen Wistar Han IGS Ratten. (A) Kontrolldiät, (B) Eisenhaltige Diät; 1. intakter Podozyt, 2. geschwollener Podozyt, 3. Protein Droplets, 4. Protein Casts, 5. Inflammation, 6. Proximaler Tubulus: Bürstensaum rarifiziert, Epithelzellen abgeflacht, Zytoplasma vakuolisiert. (Vergrößerung links: 20x, rechts: 40x)

In der Berliner Blau-Färbung waren ganz deutlich die Eisenablagerungen im proximalen Tubulus und den Podozyten zu erkennen (**Abb. 59** 2, 3).

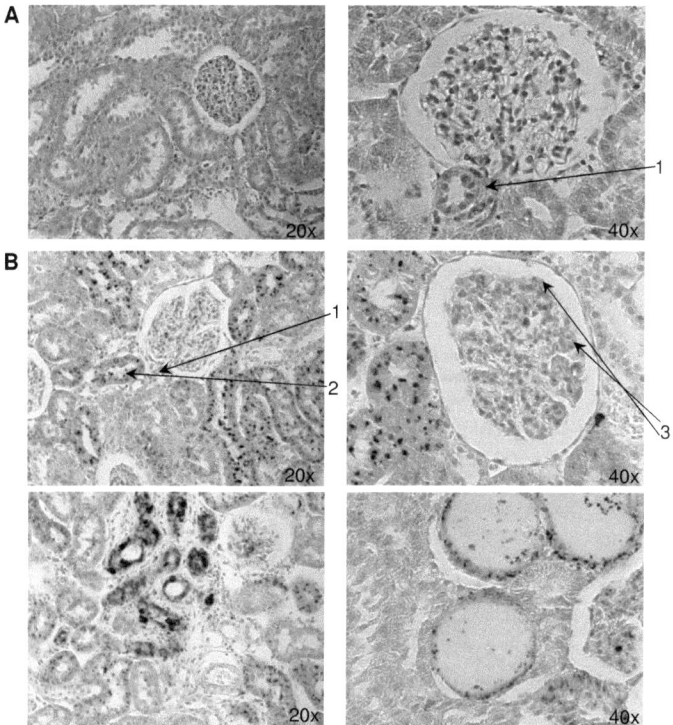

Abb. 59: Berliner Blau-Färbung der Nieren der männlichen Wistar Han IGS Ratten. (A) Kontrolldiät, (B) Eisenhaltige Diät; 1. juxtaglomerulärer Apparat, 2. Proximaler Tubulus, 3. eisenhaltiger Podozyt. (Vergrößerung links: 20x, rechts: 40x)

Zusätzlich wurde in den Nieren der männlichen Wistar Han IGS Ratten die Genexpression einiger am Oxidativen Stress beteiligter Enzyme auf mRNA-Ebene mit qRT-PCR gemessen. Es zeigten sich keine signifikanten Veränderungen für die Expression der induzierbaren NO-Synthase (iNOS; **Abb. 60**A) und der extrazellulären Superoxiddismutase (SOD3; **Abb. 60**B). Die Genexpression der Glutathion-Reduktase (Gsr) hingegen stieg um 140% (Eisenhaltige Diät 2,8±0,1 vs. Kontrolle 1,4±0,3, p<0,001; **Abb. 60**C) und die Genexpression der Hämoxygenase-1 (HO-1) sogar um 520% (Eisenhaltige Diät 6,3±0,8 vs. Kontrolle 1,1±0,1, p<0,001; **Abb. 60**D).

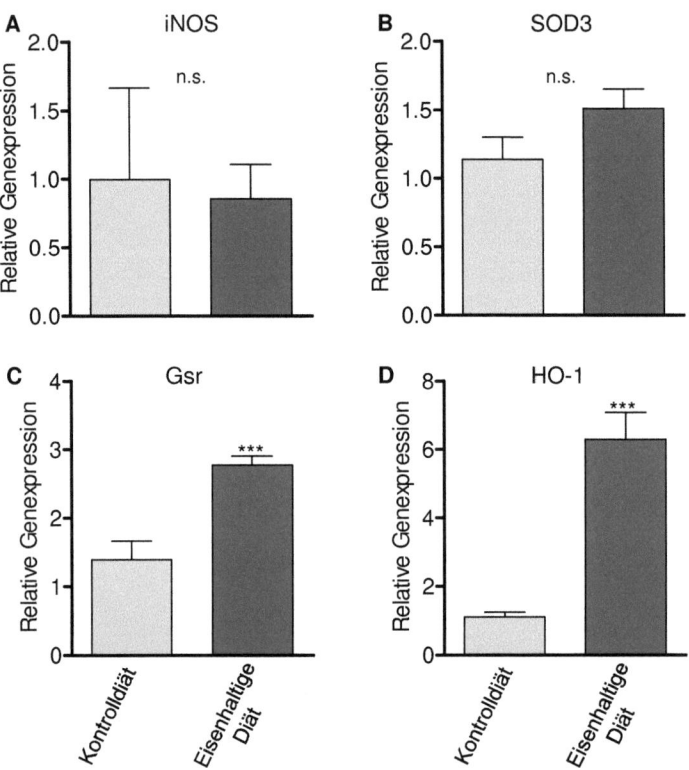

Abb. 60: Relative Genexpression einiger am Oxidativen Stress beteiligter Enzyme in den Nieren der männlichen Wistar Han IGS Ratten. (A) induzierbare NO-Synthase (iNOS), (B) extrazelluläre Superoxiddismutase (SOD3), (C) Glutathion-Reduktase (Gsr), (D) Hämoxygenase-1 (HO-1). (Kontrolldiät n=6, Eisenhaltige Diät n=8; *** $p < 0{,}0001$ vs. Kontrolldiät)

4 Diskussion

Bei der Angiogenese, der Aussprossung neuer kleiner Blutgefäße aus bereits vorhandenen Blutgefäßen, werden verschiedene Stadien durchlaufen. Zunächst kommt es zur Degradation der extrazellulären Matrix und anschließend zum Auswandern (Migration) von Endothelzellen und zu deren Proliferation. Die Endothelzellen bilden dabei kapilläre Strukturen. Als letzten Schritt werden die Kapillarröhren durch Perizyten und gegebenenfalls durch glatte Muskelzellen stabilisiert. Ein wichtiger Stimulus für die Angiogenese ist die Bildung von Wachstumsfaktoren, darunter VEGF (Ferrara et al. 2003). In vorausgehenden Untersuchungen unserer Arbeitsgruppe konnte gezeigt werden, dass 8-iso-$PGF_{2\alpha}$ und 8-iso-PGE_2 sowohl die VEGF-induzierte Migration als auch Kapillarröhrenbildung von Endothelzellen hemmen (Benndorf et al. 2008).

Ein Ziel der vorliegenden Arbeit war es daher zu untersuchen, ob auch die VEGF-induzierte Bildung von dreidimensionalen kapillären Netzwerken aus Endothelzellen von Isoprostanen beeinflusst wird. Dazu wurde die Technik des 3D-*Sproutings* (Aussprossung) von endothelialen Sphäroiden in einer Collagenmatrix gewählt. Neben der Aussprossung (Migration und Kapillarröhrenbildung) der Endothelzellen spielt hierfür auch die Degradation der extrazellulären Matrix eine wichtige Rolle.

Ein weiteres Ziel der vorliegenden Arbeit war es, neben den bisher charakterisierten Isoprostanen 8-iso-$PGF_{2\alpha}$ und 8-iso-PGE_2 weitere F_2-Isoprostane, 8-iso-PGD_2 und eine Reihe von B_1-/F_1-Phytoprostanen zu untersuchen. Es ist bisher nicht bekannt, ob und in welchem Ausmaß weitere Iso- und Phytoprostane wichtige Schritte der Angiogenese *in vitro* beeinflussen und welche Bedeutung dabei der TP-Rezeptor spielt. Da der TP-Rezeptor nicht nur für die Angiogenese von Bedeutung ist, sondern auch Vasokonstriktion vermittelt, sollte ergänzend untersucht werden, ob die F_2-Iso- und B_1-/F_1-Phytoprostane eine Gefäßaktivität *ex vivo* besitzen. Hierzu abschließend sollte ein Tierversuch Aufschluss über die Auswirkungen der durch Oxidativen Stress *in vivo* gebildeten Isoprostane auf die Gefäß- und Nierenfunktion geben.

Desweiteren sollte untersucht werden, welche Signalwege durch die Aktivierung des TP-Rezeptors durch Isoprostane beeinflusst werden und ob sich Unterschiede für die zwei Isoformen (TPα und TPβ) zeigen. Hierzu wurden zum einen mögliche Targets des Signalweges unterhalb des TP-Rezeptors durch pharmakologische Inhibition im 3D-*Sprouting* von Endothelzellen identifiziert. Zum anderen wurden die beiden Isoformen TPα und TPβ in einer Zelllinie (HEK293) überexprimentiert und die Aktivierung verschiedener Signalwege untersucht.

4.1 Einfluss von F_2-/D_2-Iso- und B_1-/F_1-Phytoprostanen auf wichtige Schritte der Angiogenese

Wichtig für die Angiogenese ist die Migration der Endothelzelle. Sie wurde anhand von *Human Dermal Microvascular Endothelial Cells* (HDMECs) untersucht, da diese von sehr jungen Spendern und daher noch besonders vital sind. Daran anschließend wurde das dreidimensionale *Sprouting* aus Sphäroiden von *Human Umbilical Vein Endothelial Cells* (HUVECs) in einer Collagenmatrix untersucht. Dieser *Assay* ist näher an der *in vivo*-Situation.

4.1.1 F_2-/D_2-Isoprostane

8-iso-PGF$_{2\alpha}$ (15-F$_{2t}$-IsoP) zeigte sowohl eine signifikante Hemmung der VEGF-induzierten Migration von HDMECs als auch des VEGF-induzierten 3D-*Sproutings* von HUVECs. Die Effekte ließen sich durch den TP-Rezeptor-Antagonisten SQ-29548 vollständig aufheben. Dies zeigt, dass die Effekte über den TP-Rezeptor vermittelt wurden. Die hemmende Wirkung von 8-iso-PGF$_{2\alpha}$ auf die VEGF-induzierte Migration von Endothelzellen war bereits bekannt (Benndorf et al. 2008, Gnann 2009). Dass auch das VEGF-induzierte 3D-*Sprouting* von HUVECs durch 8-iso-PGF$_{2\alpha}$ gehemmt wurde, legt die Vermutung nahe, dass 8-iso-PGF$_{2\alpha}$ nicht nur mit der Migration von Endothelzellen, sondern auch mit der Degradation der extrazellulären Matrix interagiert. Für die Degradation der extrazellulären Matrix sind Matrix-Metalloproteinasen (MMPs) verantwortlich (Nelson et al. 2000, Conway et al. 2001). In der Literatur wird sowohl eine hemmende als auch eine aktivierende Rolle bei der Matrixdegradation durch 8-iso-PGF$_{2\alpha}$ diskutiert (Staff et al. 2000, Lai et al. 2006). So reduziert 8-iso-PGF$_{2\alpha}$ die Proteinexpression der MMP-Familie der Gelatinasen (MMP-2/Gelatinase A und MMP-9/Gelatinase B) sowie deren Collagenase Typ IV-Aktivität in Trophoblasten, was eine Ursache für die verminderte Trophoblasten-Einwanderung während der Präeklampsie sein könnte (Staff et al. 2000). Auf der anderen Seite aktiviert 8-iso-PGF$_{2\alpha}$ die MMP-9 in glatten Muskelzellen (Lai et al. 2006).

Die Hemmung der VEGF-induzierten Migration der HDMECs durch 8-iso-PGF$_{2\alpha}$ ist sehr spezifisch, denn zwei weitere F$_2$-Isoprostane der 15er-Serie (ent-15-F$_{2t}$- und ent-15-*epi*-15-F$_{2t}$-IsoP) zeigten keine inhibitorische Wirkung. Unter den drei untersuchten F$_2$-Isoprostanen der 5er-Serie (5-F$_{2t}$-, 5-*epi*-5-F$_{2t}$- und ent-5-F$_{2c}$-IsoP) zeigte lediglich das ent-5-F$_{2c}$-IsoP einen Einfluss auf die VEGF-induzierte Migration von HDMECs (**Abb. 29B**). Zwischen der Wirkung von 8-iso-PGF$_{2\alpha}$ und ent-5-F$_{2c}$-IsoP bestehen jedoch zwei grundsätzliche Unterschiede: 1. Die inhibitorische Wirkung von ent-5-F$_{2c}$-IsoP auf die VEGF-induzierte Migration ließ sich nicht durch den TP-Rezeptor-Antagonisten SQ-29548 aufheben (**Abb. 29B**). 2. Auf das VEGF-induzierte 3D-*Sprouting* von HUVECs zeigte nur 8-iso-PGF$_{2\alpha}$ eine inhibitorische Wirkung (**Abb. 34**). 8-iso-PGD$_2$ hingegen hemmte wie 8-iso-PGF$_{2\alpha}$ das VEGF-induzierte 3D-*Sprouting* von HUVECs, doch ließ sich dieser Effekt, wie der des ent-5-F$_{2c}$-IsoP auf die Migration, nicht durch SQ-29548 aufheben (**Abb. 37**).

Da sowohl ent-5-F$_{2c}$-IsoP als auch 8-iso-PGD$_2$ ihre anti-angiogenen Effekte nicht über den TP-Rezeptor vermitteln, ist die Beteiligung anderer Rezeptorsysteme nicht unwahrscheinlich. Neben dem TP-Rezeptor exprimieren vaskuläre Zellen eine Reihe weiterer Prostanoid-Rezeptoren, darunter FP-, EP- und DP-Rezeptoren (Norel et al. 2007). Sie sind benannt nach ihren Liganden, den F$_2$-, E$_2$- und D$_2$-Prostaglandinen. Weitergehende Untersuchungen könnten klären, ob diese Rezeptoren an den beobachteten biologischen Effekten beteiligt sind.

4.1.2 B_1-/F_1-Phytoprostane

Keines der untersuchten B_1- (B_1-PP type I, ent-B_1-PP type I, B_1-PP type II, ent-B_1-PP type II) und F_1-Phytoprostane (F_1-PP type I, ent-F_1-PP type I, ent-16-*epi*-F_1-PP type I, F_1-PP type II, ent-F_1-PP type II, 9-*epi*-F_1-PP type II, ent-9-*epi*-F_1-PP type II) zeigte in einer Konzentration von 3×10^{-5} M einen Einfluss auf die VEGF-induzierte Migration von HDMECs.

4.2 Gefäßaktivität von F_2-Iso- und B_1-/F_1-Phytoprostanen *ex vivo*

Es ist bereits bekannt, dass 8-iso-$PGF_{2\alpha}$ und 8-iso-PGE_2 in der Lage sind, verschiedenste Gefäße zu kontrahieren wie z.B. Aorten- und Pulmonalarterien-Ringe von Ratten (Wagner et al. 1997), Koronararterien von Schweinen und Rindern (Kromer et al. 1996) und humane *Arteria mammaria interna* (Cracowski et al. 2000a). Dabei zeigt sich, dass die Effektgrößen sowohl isomer-spezifisch (Hou et al. 2004) als auch spezies- (Tazzeo et al. 2003) und gefäßspezifisch sind. 8-iso-PGE_2 (15-E_{2t}-IsoP) scheint generell potenter als 8-iso-$PGF_{2\alpha}$ (15-F_{2t}-IsoP) zu sein (Daray et al. 2004). Die Vasokonstriktion wird über den TP-Rezeptor vermittelt. 8-iso-$PGF_{2\alpha}$ zeigt wie der TP-Rezeptor-Agonist U-46619 eine konzentrationsabhängige Vasokonstriktion in Koronararterien (*Left Anterior Descending* (LAD) *Arteries*) von Schwein und Rind, die durch den TP-Rezeptor-Antagonisten SQ-29548 wieder vollständig aufgehoben wird (Kromer et al. 1996). Auch in humanen Nabelschnurvenen zeigen 8-iso-PGE_2 und 8-iso-$PGF_{2\alpha}$ eine Vasokonstriktion, die durch SQ-29548 aufgehoben wird (Daray et al. 2004). Neben der Aktivierung des TP-Rezeptors durch 8-iso-$PGF_{2\alpha}$ konnte auch eine erhöhte Thromboxan A_2-Bildung in Rattenaorten und der humanen *Arteria mammaria interna* gezeigt werden, die ebenfalls zur 8-iso-$PGF_{2\alpha}$-vermittelten Vasokonstriktion beiträgt (Wagner et al. 1997; Cracowski et al. 2000a). Um die Bildung von Thromboxan A_2 während der Organbad-Versuche zu verhindern, wurde dem Puffer der unselektive COX-Inhibitor Indomethacin zugesetzt.

4.2.1 F$_2$-Isoprostane der 5er- und 15er-Serie

Die von uns untersuchten Isoprostane der 5er-Serie (5-F$_{2t}$-, 5-*epi*-5-F$_{2t}$-, ent-5-F$_{2c}$-IsoP) zeigten im Gegensatz zu 8-iso-PGF$_{2\alpha}$ (15-F$_{2t}$-IsoP) sowohl in der *A. thoracica* der Ratte als auch in der humanen *A. mammaria interna* keine Vasokonstriktion im Konzentrationsbereich von 10^{-9} bis 3×10^{-6} M. 5-F$_{2t}$- und 5-*epi*-5-F$_{2t}$-IsoP zeigten auch in der humanen *Vena saphena* (10^{-9} bis 3×10^{-5} M; Marlière et al. 2002) und im retinalen und cerebralen mikrovaskulären System in Schweinen keinen vasokonstriktiven Effekt (10^{-12} bis 10^{-5} M; Hou et al. 2004). Das ent-5-F$_{2c}$-IsoP wurde bislang nicht untersucht, sein Isomer (ent-5-F$_{2t}$-IsoP) zeigte jedoch eine schwache Vasokonstriktion im retinalen und cerebralen mikrovaskulären System in Schweinen (Hou et al. 2004). Dieser Unterschied in der Vasoaktivität von ent-5-F$_{2c}$-IsoP und ent-5-F$_{2t}$-IsoP kann also spezies- (Mensch vs. Schein), gefäß- (*A. mammaria interna* vs. retinale und cerebrale Mikrovaskulatur) und/oder isomer-spezifisch (*cis*- vs. *trans*-Isomerie der Seitenketten zu den Ring-Hydroxylgruppen) sein. Die von uns untersuchten Isoprostane der 15er-Serie (ent-15-F$_{2t}$- und ent-15-*epi*-15-F$_{2t}$-IsoP) zeigten alle im Gegensatz zu 8-iso-PGF$_{2\alpha}$ (15-F$_{2t}$-IsoP) keine Vasokonstriktion in der *A. thoracica* der Ratte. Demgegenüber zeigten ent-15-F$_{2t}$- und ent-15-*epi*-15-F$_{2t}$-IsoP jedoch in retinalen und cerebralen mikrovaskulären Gefäßsegmenten des Schweines eine dem 8-iso-PGF$_{2\alpha}$ vergleichbare Vasokonstriktion (Hou et al. 2004). 8-iso-PGF$_{2\alpha}$ (15-F$_{2t}$-IsoP) besitzt durchweg in allen Spezies und Gefäßen eine vasokonstriktorische Aktivität. Es scheint, dass die Enantiomerie (ent-15-F$_{2t}$-IsoP) und die Orientierung der Hydroxyl-Gruppe der Seitenkette (ent-15-*epi*-15-F$_{2t}$-IsoP) im Vergleich zu 8-iso-PGF$_{2\alpha}$ (15-F$_{2t}$-IsoP) einen Einfluss auf die Spezies- (Ratte vs. Schwein) und Gefäß- (*A. thoracica* vs. retinale und cerebrale Mikrovaskulatur) Selektivität der Gefäßaktivität der Isoprostane der 15er-Serie hat.

4.2.2 B$_1$-/F$_1$-Phytoprostane

Keines der untersuchten B$_1$- (B$_1$-PP type I, ent-B$_1$-PP type I, B$_1$-PP type II, ent-B$_1$-PP type II) und F$_1$-Phytoprostane (F$_1$-PP type I, ent-F$_1$-PP type I, ent-16-*epi*-

F_1-PP type I, F_1-PP type II, ent-F_1-PP type II, 9-*epi*-F_1-PP type II, ent-9-*epi*-F_1-PP type II) zeigte einen vasokonstriktiven Effekt auf die isolierte *A. thoracica* der Ratte. Die Vasoaktivität einiger F_1-Phytoprostane (F_1-PP type I, ent-F_1-PP type I, ent-16-*epi*-F_1-PP type I, F_1-PP type II, ent-F_1-PP type II) auf pulmonale glatte Muskeln von Mensch und Rind wurde bereits untersucht (Liu et al. 2007). Hier zeigten sie ebenfalls keinerlei Vasokonstriktion. Die Vasoaktivität von B_1-Phytoprostanen wurde bislang nicht untersucht. Weitere Untersuchungen der Vasoaktivität von Phytoprostanen in unterschiedlichen Spezies und Gefäßen müssen folgen, um genauere Aussagen über ihre (patho-)physiologische Bedeutung im Organismus machen zu können.

Unabhängig von der Stereochemie der Iso- und Phytoprostane spielt auch die Intaktheit des Endothels eine entscheidende Rolle dafür, wie stark ausgeprägt die vasokonstriktiven Effekte der Isoprostane sind. So zeigt eine Denudierung des Endothels eine gesteigerte Vasokonstriktion durch 8-iso-$PGF_{2\alpha}$ in Koronararterien von Schweinen aufgrund der fehlenden Bereitstellung des Vasorelaxans NO (Wilson et al. 1999). Auch im Rahmen einer experimentellen Hypercholesterinämie in Schweinen war die Vasokonstriktion in Koronararterien durch 8-iso-$PGF_{2\alpha}$ verstärkt (Wilson et al. 1999). Die Funktionalität des Endothels hat also einen entscheidenden Einfluss auf die Vasoaktivität der Iso- und evtl. auch der Phytoprostane. 8-iso-$PGF_{2\alpha}$ lässt sich in der Intima von Arterien sowohl unter Kontrollbedingungen als auch unter Hypercholesterinämie nachweisen, was seine Bedeutung für den Gefäßtonus sowohl unter physiologischen als auch unter pathophysiologischen Bedingungen zeigt (Wilson et al. 1999). Liegt ein atherosklerotischer Plaque vor, ist 8-iso-$PGF_{2\alpha}$ nicht nur im Plaque, sondern auch subendothelial in Intima und Media nachweisbar (Praticò et al. 1997). So ist nicht auszuschließen, dass die untersuchten Iso- und Phytoprostane unter pathologischen Zuständen, die zu einem veränderten Endothel führen wie z.B. Arteriosklerose, doch vasoaktiv sein könnten.

4.3 8-iso-PGF$_{2\alpha}$ und Blutdruck *in vivo*

Die Infusion von 8-iso-PGF$_{2\alpha}$ (150 µl, 3×10^{-5} M) in die Maus führte zu einer Erhöhung von arteriellem Mitteldruck (MAP), Systole und Diastole innerhalb der ersten 5 min nach Infusion. Da wir an der isolierten *A. thoracica* der Ratte und der humanen *A. mammaria interna* bereits zeigen konnten, dass 8-iso-PGF$_{2\alpha}$ ab einer Konzentration von 10^{-6} M zur Vasokonstriktion führt (siehe Abschnitt 3.8.1), zeigt die invasive Blutdruckmessung die Bedeutung der vasokonstriktorischen Effekte von 8-iso-PGF$_{2\alpha}$ für die pathophysiologischen Auswirkungen *in vivo*.

4.4 Auswirkungen von Oxidativem Stress und Isoprostanen *in vivo*

Im Tiermodell lässt sich durch Fütterung einer mit 3,5,5,-Trimethylhexanoyl-Ferrozen angereicherten Diät eine hereditäre Hämochromatose nachstellen (Nielsen et al. 1993). Im Rahmen einer hereditären Hämochromatose tritt eine Eisenüberladung auf, die mit einer erhöhten Ausscheidung an 8-iso-PGF$_{2\alpha}$ im Urin als Marker für Oxidativen Stress verbunden ist (Kom et al. 2006). Untersuchungen der Eisenhomöostase konnten zeigen, dass nicht nur ein Eisenmangel, sondern vor allem auch eine Eisenüberladung für verschiedene Erkrankungen mitverantwortlich ist (Salonen et al. 1992, Kiechl et al. 1994). Die Fütterung der eisenhaltigen Diät über 11 Wochen führte sowohl in den männlichen Wistar Han IGS als auch in den weiblichen Wistar Ratten zu einer Vergrößerung der Leber mit starker Eisenanreicherung und zur vermehrten 8-iso-PGF$_{2\alpha}$-Ausscheidung im 24h-Urin (**Abb. 56C**). Sowohl die Eisenüberladung der Leber als auch die erhöhte Isoprostanausscheidung der Tiere entsprach dem Phänotyp der hereditären Hämochromatose.

In klinischen Studien konnte gezeigt werden, dass die hereditäre Hämochromatose mit einer endothelialen Dysfunktion und artherosklerotischen Veränderungen der *A.carotis* einhergeht (Kiechl et al. 1994, Gaenzer et al. 2002). Eine endotheliale Dysfunktion lies sich auch in einem früheren Tierversuch unserer Arbeitsgruppe in diesem Modell nachweisen (Kom 2007). Damals wurden weibliche Wistar Ratten einer 10-wöchigen eisenhaltigen Diät unterzogen und am Ende die endothelabhängige und –unabhängige Dilatation der *A.thoracica* im Organbad untersucht. Die so nachgewiesene endotheliale Dysfunktion lies sich im jetzigen Tiermodell mit männlichen Wistar Han IGS Ratten nicht nachweisen. Eine Geschlechts- (weiblich vs. männlich) und/oder Gattungs- (Wistar vs. Wistar Han IGS) Spezifität wurde zunächst als Ursache vermutet, da sich auch bei der hereditären Hämochromatose eine Geschlechtsspezifität der endothelialen Dysfunktion zeigt (Kauser et al. 1995, Gaenzer et al. 2002). Der Tierversuch wurde daher um zwei Gruppen weibliche Wistar Ratten erweitert, in denen sich jedoch ebenfalls keine endotheliale Dysfunktion nachweisen lies. Beim Vergleich der 8-iso-$PGF_{2\alpha}$-Ausscheidung im 24h-Urin der weiblichen Wistar Ratten zeigt sich jedoch, dass die damaligen Tiere doppelt soviel 8-iso-$PGF_{2\alpha}$ ausgeschieden haben (Kom 2007).

Dennoch ergab die Messung des systolischen Blutdrucks mit *Tail cuff*-Plethysmographie in den männlichen Wistar Han IGS Ratten eine signifikante Erhöhung durch die eisenhaltige Diät (**Abb. 56**B). Die Blutdruckerhöhung bei den weiblichen Wistar Ratten war hingegen nicht signifikant. Einen Zusammenhang zwischen hereditärer Hämochromatose und Hypertonie zeigen bisher nur wenige klinische Studien auf (Piperno et al. 2002, Ellervik et al. 2010). Für die Regulation des Blutdrucks spielt u.a. die Niere eine Rolle. Die Eisenbeladung der Niere bei der hereditären Hämochromatose ist bislang kaum untersucht (Smith et al. 2009). Nur wenige Fälle einer Eisenüberladung der Niere im Rahmen einer neonatalen Hämochromatose wurden beschrieben (Sergi et al. 2001). Unsere tierexperimentellen Untersuchungen ergaben jedoch erhöhte Nieren-/Körpergewicht-Ratios und eine Albuminurie unter eisenhaltiger Diät (**Abb. 57**). Die Auftrennung der im 24h-Urin enthaltenen Proteine im SDS-PAGE zeigte die Ausscheidung sowohl makro- als auch mikromolekularer Proteine, was ein Zeichen für eine glomerulo-tubuläre Schädigung der Niere ist. Die histologische Untersuchung bestätigte diese Vermutung. In der PAS-Färbung waren unter eisenhaltiger Diät geschwollene Podozyten und Protein Droplets im Glomerulon und ein rarifizierter Bürstensaum, abgeflachte Epithelzellen und vakuolisiertes Zytoplasma im proximalen Tubulus erkennbar. Außerdem waren große Protein Casts und Entzündungsherde sichtbar (**Abb.**

58). Die Berliner Blau-Färbung zeigte Eisenablagerungen in den Podozyten der Glomeruli, aber vor allem im proximalen Tubulus (**Abb. 59**B). Im physiologischen Zustand liegt Eisen im Blutplasma fast ausschließlich an Transferrin gebunden vor (siehe Abschnitt 1.2). Da Transferrin ein Molekulargewicht von 78 kDa aufweist, wird es nahezu vollständig vom glomerulären Filter zurückgehalten (Smith et al. 2009). Bei sehr starken Eisenüberladungen kommt es jedoch zu „nicht-Transferrin-gebundenem Eisen" (*Non-Transferrin-Bound Iron, NTBI*) und einer ungehemmten Aufnahme von Eisen in Zellen, was sich bei unseren Untersuchungen der Ratten-Niere bestätigt.

Eisen führt im Verlauf der Haber-Weiss-Reaktion zur Bildung reaktiver Sauerstoffspezies (siehe Abschnitt 1.1.1), die dann Membranlipide, DNA und Proteine angreifen. Der Nachweis einer erhöhten 8-iso-PGF$_{2\alpha}$-Ausscheidung im 24h-Urin unter eisenhaltiger Diät bestätigte die Bildung größerer Mengen ROS und den Zustand des Oxidativen Stresses in unserem Tiermodell. Ob die lokale Eisenanreicherung in der Niere ebenfalls zur Bildung von ROS in der Niere führt, wurde durch Untersuchung der Genexpression einiger am Oxidativen Stress beteiligter Enzyme untersucht. Es zeigte sich eine signifikant erhöhte Genexpression der Glutathion-Reduktase (Gsr) im Nierenhomogenat der Gruppe unter eisenhaltiger Diät (**Abb. 60**C). Glutathion (GSH) ist in der Lage, freie Radikale durch Reduktion abzufangen und dabei selbst in den oxidierten Zustand (GSSG) überzugehen (Valko et al. 2007). Seine Reduktion zu GSH erfolgt durch die Glutathion-Reduktase. Die erhöhte Genexpression von Gsr ist ein Zeichen für das vermehrte Vorliegen von oxidiertem Glutathion (GSSG), was wiederum den Rückschluss zulässt, dass freie Radikale vermehrt vorlagen. Auch die Genexpression der Hämoxygenase (HO)-1 war im Nierenhomogenat der Gruppe unter eisenhaltiger Diät signifikant erhöht (**Abb. 60**D). Auch dies gilt als Nachweis des Vorliegens von Oxidativem Stress in der Niere, denn es konnte gezeigt werden, dass HO-1$^{-/-}$-Mäuse und -Zellen erhöhte Level freier Radikale und ein verkürztes Überleben aufweisen (Poss et al. 1997). Sowohl Gsr als auch HO-1 sind also antioxidative Enzyme, deren Genexpression im Zustand des Oxidativen Stresses erhöht ist.

In der Niere ist der TP-Rezeptor in der Nierenrinde vor allem in den Glomeruli und den glatten Muskelzellen der afferenten Arteriolen, und im Nierenbecken exprimiert (Abe et al. 1995). Der TP-Rezeptor in der Ratte existiert nur in einer Isoform und weist eine 75%ige Homologie zum humanen TPα-Rezeptor auf (Abe et al. 1995). Die Infusion von 8-iso-PGF$_{2α}$ in die Nierenarterie von Ratten zeigte eine Dosis-abhängige Reduktion der Glomerulären Filtrationsrate (GFR) und des Renalen Plasmaflusses (RPF), aber nicht des arteriellen Mitteldrucks (*MAP, Mean Arterial Pressure*; Takahashi et al. 1992). Acosta Cazal et al. konnten jedoch in spontan-hypertensiven Ratten zeigen, dass die Gabe von TP-Rezeptor-Antagonisten den Blutdruck in männlichen, nicht jedoch in weiblichen, Ratten senkt und zu einer renalen Vasodilatation führt (Acosta Cazal et al. 2004).

4.5 Der TP-Rezeptor und seine Splice-Varianten

Wie in dieser und anderen Arbeiten gezeigt werden konnte, aktiviert 8-iso-PGF$_{2α}$ den TP-Rezeptor. Biologische Effekte von 8-iso-PGF$_{2α}$ wie z.B. die Hemmung der VEGF-induzierten Zellmigration und Kapillarröhrenbildung von Endothelzellen, die Vasokonstriktion oder die Modulation der Plättchenaggregation lassen sich durch die Zugabe des TP-Rezeptor-Antagonisten SQ-29548 wieder aufheben bzw. hemmen (Wagner et al. 1997, Benndorf et al. 2008, Khasawneh et al. 2008).

Der humane TP-Rezeptor existiert in zwei alternativen Splice-Varianten, TPα (ursprünglich aus Plazenta kloniert; Hirata et al. 1991) und TPβ (ursprünglich aus Endothelzellen kloniert; Raychowdhury et al. 1994), die sich nur in ihrem cytoplasmatischen, Carboxy-terminalen Ende unterscheiden. Auch wenn TPα und TPβ ursprünglich aus Plazenta bzw. Endothelzellen kloniert wurden, konnten die mRNAs für beide Splice-Varianten in vielen verschiedenen Geweben und Zellen detektiert werden, wenn auch unterschiedlich stark exprimiert (Kinsella et al. 1997). In den für unsere Versuche verwendeten HUVECs konnten wir lediglich den TPα nachweisen. Eine mögliche Erklärung hierfür ist, dass das Expressionsniveau des TPβ in unseren HUVECs zu gering war. Dies deckt sich mit Ergebnissen anderer Arbeitsgruppen, die eine sechsfach höhere TPα mRNA-Expression im Vergleich zu TPβ in HUVECs gezeigt haben (Hirata et al. 1991, Kinsella et al. 1997). In den HDMECs konnten wir beide Splice-Varianten nachweisen.

In den untransfizierten HEK293-Zellen ließ sich auf mRNA-Ebene die α-Variante des TP-Rezeptors nachweisen, wohingegen im Western Blot weder die α- noch die β-Isoform des TP-Rezeptors nachweisbar war. Dies deckt sich mit den Ergebnissen anderer Arbeitsgruppen, die gezeigt haben, dass bei vorhandener mRNA der TP-Rezeptor-Splice-Varianten nicht zwangsläufig das Protein exprimiert wird (Habib et al. 1999, Sasaki et al. 2007). So erfolgte in den überexprimierenden HEK293-Zellen der spezifische Nachweis der TP-Rezeptor-Splice-Varianten sowohl auf mRNA (**Abb. 23**) als auch auf Proteinebene (**Abb. 26**). Dabei zeigten sich im Western Blot unterschiedliche Bandenmuster je nach Glykosylierungsgrad, speziell für die Isoform α. Die Glykosylierung von Proteinen geschieht posttranslational und hat Auswirkungen auf Faltung, Konformation, Affinität und Aktivität von Proteinen. Es werden N- und O-Glykosylierungen unterschieden. Es ist bekannt, dass in den humanen TP-Rezeptor-Isoformen zwei mögliche Positionen für N-Glykosylierungen in der Amino-terminalen Region (an Asn^4 und Asn^{16}) vorliegen (Walsh et al. 1998, Kelley et al. 2003). Diese führen zu diffusen Banden zwischen 55 und 65 kDa, während die cDNA der TPα- und TPβ-Isoformen für Proteine der Größe 37,4 kDa (Hirata et al. 1991) und 44 kDa (Raychowdhury et al. 1994) kodiert. Walsh et al. konnten zeigen, dass die N-Glykosylierung der TP-Rezeptor-Isoformen wichtig für die Ligandenbindung und die effiziente G-Protein-Kopplung ist und dass die N-Glykosylierung an mind. einer Position (Asn^4 oder Asn^{16}) Voraussetzung für die Membranexpression ist (Walsh et al. 1998, Kelley et al. 2003). Die Behandlung unserer Proteinlysate mit PNGase F (*Peptide-N-Glycosidase F*), einem Enzym, das N-Glykosylierungen spaltet, ergab für den TPα-Rezeptor nur noch eine Bande bei ca. 40 kDa für das unglykosylierte Protein. Auch die glykosylierte Form des TPβ-Rezeptors war nach der Reaktion mit PNGase F nicht mehr nachweisbar.

4.6 Aktivierung von Signalwegen des TP-Rezeptors durch Isoprostane

Es wird angenommen, dass die Liganden-Bindungsstellen (vorrangig die extrazellulären Regionen) der beiden TP-Rezeptor-Isoformen identisch sind (Nakahata 2008). Somit müssen die funktionellen Unterschiede von TPα und TPβ durch den Unterschied im cytoplasmatischen Carboxyterminus zustande kommen. Für G-Proteine der Familien $G\alpha_{q/11}$ und $G\alpha_{12/13}$ und für $G\alpha_h$ zeigten sich jedoch keine Unterschiede in der Kopplung an TPα oder TPβ (Kinsella et al. 1997, Becker et al. 1999, Walsh et al. 2000, Vezza et al. 1999). Es konnte lediglich gezeigt werden, dass TPα über $G\alpha_s$-Kopplung zur cAMP-Bildung führt, TPβ jedoch über $G\alpha_i$-Kopplung das Gegenteil bewirkt (Hirata et al. 1996, Walsh et al. 2000). So scheint der unterschiedliche Carboxyterminus der TP-Rezeptor-Isoformen nahezu keinen Einfluss auf die Spezifität der G-Protein-Kopplung, jedoch möglicherweise auf ihre Effizienz zu haben (Becker et al. 1999, Walsh et al. 2000).

Die TP-Rezeptor-vermittelte Erk1/2-Phosphorylierung verläuft über die G-Proteine $G\alpha_q$ (Gallet et al. 2003), $G\alpha_{12/13}$ (Honma et al. 2006) und $G\alpha_{i/o}$ (Gao et al. 2000). Eine genaue Betrachtung der TP-Rezeptor-Isoformen zeigt Agonisten- und zeitabhängige Unterschiede in der Erk1/2-Phosphorylierung. So konnten Miggin et al. zwar eine schnellere Erk1/2-Aktivierung durch den TP-Rezeptor-Agonisten U-46619 (10^{-7} M) über TPβ zeigen (5 min vs. 10 min bei TPα), die jedoch nicht so stark war wie bei TPα (Miggin et al. 2001, 2002). Außerdem zeigte sich für die U-46619-induzierte Erk1/2-Aktivierung in den HEK-TPα eine weitaus stärkere PKC-Abhängigkeit als in den HEK-TPβ. Gallet et al. zeigten, dass durch den TP-Rezeptor-Agonisten I-BOP (10^{-7} M) sowohl in den HEK-TPα als auch in den HEK-TPβ die maximale Erk1/2-Phosphorylierung nach 5 min erreicht war, die in den HEK-TPα ebenfalls stärker war (Gallet et al. 2003). Außerdem konnten sie nur für den TPβ-Rezeptor eine PKC-Abhängigkeit in der Erk1/2-Phosphorylierung zeigen. Wir konnten nun durch eine 15-minütige Inkubation mit 8-iso-PGF$_{2\alpha}$ (10^{-7} M und 10^{-5} M) dosis-abhängige Unterschiede in der Erk1/2-Phosphorylierung über die verschiedenen TP-Rezeptor-Isoformen zeigen (**Abb. 46**). Schon 10^{-7} M 8-iso-PGF$_{2\alpha}$ zeigten eine Erk1/2-

Phosphorylierung in den HEK-TPβ, wohingegen über den HEK-TPα und die HEK-TPβ-Mutante erst 10^{-5} M 8-iso-PGF$_{2\alpha}$ eine Erk1/2-Phosphorylierung zeigten. 10^{-5} M 8-iso-PGF$_{2\alpha}$ führten in den HEK-TPβ zu einer zehnfachen Phosphorylierung von Erk1/2, in den HEK-TPα nur zu einer Verdreifachung und in den HEK-TPβ-Mutante nicht einmal zu einer Verdopplung. Alle Effekte wurden ausschließlich über die jeweilige TP-Rezeptor-Isoform vermittelt, da sie durch den TP-Rezeptor-Antagonisten SQ-29548 vollständig aufgehoben wurden. 8-iso-PGF$_{2\alpha}$ führt also dosis-abhängig zu einer Erk1/2-Phosphorylierung bevorzugt über die β-Isoform des TP-Rezeptors.

Erk1/2 ist an der Regulation von Zellproliferation, -überleben, -wachstum und -motilität beteiligt, was über die Aktivierung der Familie der Ribosomalen S6 Kinasen läuft (Anjum et al. 2008). Diese Ser/Thr Kinasen werden in zwei Unterfamilien mit einer Größe von 70 (p70RSK oder S6K) bzw. 90 kDa (p90RSK oder RSK) unterteilt, die wiederum in mehreren Varianten vorkommen (Anjum et al. 2008). Die p90RSK ist ein *Downstream-Target* der Ras/Erk1/2 (p44/42 MAPK)-Signalkaskade, wohingegen die Phosphorylierung der p70RSK über einen PI3K/Akt/mTOR-Signalweg verläuft (Anjum et al. 2008, Bjornsti et al. 2004, Hausenloy et al. 2004). Beide ribosomale S6 Kinasen phosphorylieren das S6 Ribosomale Protein (rpS6) an Ser235 und an Ser236 und fördern so Translation und Zellwachstum (Anjum et al. 2008, Kawasome et al. 1998). Wir konnten zeigen, dass es in den HEK-TPβ zu einer zehnfachen Phosphorylierung des rpS6 durch 10^{-5} M 8-iso-PGF$_{2\alpha}$ kommt, die sich durch den TP-Rezeptor-Antagonisten SQ-29548 vollständig hemmen lies (**Abb. 47**). Weder in den HEK-TPα noch in den HEK-TPβ-Mutante kam es zu einer Phosphorylierung, die durch den TP-Rezeptor-Antagonisten SQ-29548 aufgehoben werden konnte.

Auch der RhoA/ROCK-Signalweg und sein *Downstream-Target* Cofilin (siehe Abschnitt 1.5.1.1) werden durch den Angriff von U-46619 und 8-iso-PGF$_{2\alpha}$ am TP-Rezeptor aktiviert. So konnten wir auf Proteinebene durch 10-minütiger Stimulation mit U-46619 oder 8-iso-PGF$_{2\alpha}$ (je 10^{-5} M) Unterschiede in der Cofilin-Phosphorylierung und damit Inaktivierung durch die TP-Rezeptor-Isoformen zeigen. Über den TPα-Rezeptor zeigte sich eine signifikante Cofilin-

Phosporylierung durch U-46619 (**Abb. 48**), wohingegen über den TPβ-Rezeptor eine signifikante Cofilin-Phosphorylierung durch 8-iso-PGF$_{2α}$ erfolgte (**Abb. 49**). In beiden Fällen wurde die Cofilin-Phosphorylierung durch eine vorherige 30-minütige Inkubation mit dem Rho Kinase-Inhibitor Y-27632 aufgehoben, was Cofilin als *Downstream-Target* des RhoA/ROCK-Signalweges bestätigt. Wikström et al. konnten zeigen, dass die Cofilin-Phosphorylierung durch Aktivierung des TP-Rezeptors über das G-Protein Gα$_{12}$ führt (Wikström et al. 2008). Über die TPβ-Mutante zeigte sich keine Cofilin-Phosphorylierung.

4.7 Interaktion des TP-Rezeptors mit der VEGF-induzierten Angiogenese

Es ist bekannt, dass der Wachstumsfaktor VEGF im Rahmen der Angiogenese eine entscheidende Rolle spielt, da er über den VEGF-Rezeptor 2 (VEGFR2) Prozesse wie Zellproliferation, -wachstum, -differenzierung und –migration induziert (Holmes et al. 2007). Daran beteiligt ist auch TxA$_2$, dessen Produktion während der Angiogenese durch VEGF induziert wird und über den TP-Rezeptor ebenfalls die Angiogenese stimuliert (Nie et al. 2000). Die Stimulation des TP-Rezeptors zeigt jedoch einen biphasischen Effekt, da geringe Konzentrationen von TP-Rezeptor-Agonisten wie U-46619 oder I-BOP zwar eine Induktion von Migration und Kapillarröhrchenbildung von Endothelzellen zeigen, hohe Konzentrationen hingegen eine Hemmung dieser Vorgänge (Nie et al. 2000, Gao et al. 2000). Unsere Arbeitsgruppe konnte erstmals zeigen, dass auch 8-iso-PGF$_{2α}$ einen biphasischen Effekt auf die basale Migration von humanen Endothelzellen über den TP-Rezeptor ausübt (Benndorf et al. 2008). Da „basale" Bedingungen ohne VEGF-Beteiligung nicht den (patho)physiologischen Bedingungen *in vivo* entsprechen, ist die Betrachtung der VEGF-induzierten Angiogenese von besonderer Bedeutung. Eine Hemmung von ROCK durch H-1152 führt zur Stimulation der VEGF-induzierten Angiogenese, da sie zur Aktivierung von KDR (*Kinase Domain Region*) im VEGFR2 und der Erk1/2-Phosphorylierung in Endothelzellen führt (Kroll et al. 2009).

Die Untersuchungen dieser Arbeit sollten Aufschluss darüber geben, wie genau die Isoprostane durch Angriff am TP-Rezeptor und die Aktivierung einer RhoA/ROCK-Signalkaskade die VEGF-induzierte Angiogenese beeinflussen. Dazu wurde das 3D-*Sprouting* (Aussprossung) von Endothelzellen in einer Collagenmatrix genutzt, das gut den *in vivo*-Bedingungen entspricht. VEGF und bFGF induzierten das Aussprossen von Kapillaren aus HUVEC-Sphäroiden. Die TP-Rezeptor-Agonisten U-46619 und 8-iso-PGF$_{2\alpha}$ zeigten in diesem Modell eine Hemmung des VEGF- und bFGF-induzierten *Sprouting*s, die über den TP-Rezeptor vermittelt wurde (**Abb. 33** bis **Abb. 35**). Die Rho Kinase-Inhibitoren Y-27632 und H-1152 hoben die Hemmung wieder auf (**Abb. 40**). Unsere Arbeitsgruppe konnte bereits zeigen, dass es bei der zweidimensionalen Kapillarröhrenbildung durch Isoprostane über den TP-Rezeptor zu einer persistenten RhoA/ROCK-Aktivierung kommt, die anti-angiogen wirkt (Benndorf et al. 2008). VEGF führt hingegen über den VEGFR2 nur zu einer kurzzeitigen, pro-migrativen RhoA/ROCK-Aktivierung *in vitro* (Nagy et al. 2006). Die Zugabe des Rho Kinase-Inhibitors H-1152 verstärkte das VEGF-induzierte *Sprouting* (**Abb. 38**). Die Regulation der Rho Kinase-Aktivität kann also die Angiogenese sowohl fördern (niedrige Aktivität) als auch hemmen (hohe Konzentrationen) (Mavria et al. 2006).

4.7.1 Cofilin und die Aktindynamik

Ein *Downstream-Target* der Rho Kinase ist die LIM Kinase (siehe Abschnitt 1.5.1.1, **Abb. 10** und **Abb. 11**). Die LIMK reguliert das Cofilin (aktiv)/p-Cofilin (inaktiv)-Gleichgewicht, das für den Aktin-/Myosinfilament-Aufbau und die zur Zellbewegung benötigte Dynamik verantwortlich ist. Inaktive LIMK liegt assoziiert an Mikrotubuli vor und wird durch Aktivierung und Destabilisierung von Mikrotubuli freigesetzt (Gorovoy et al. 2005). Wir konnten zeigen, dass durch Zugabe von Nocodazol, einem synthetischen Inhibitor des Mikrotubuliaufbaus, das VEGF-induzierte Sprouting vollständig gehemmt wird (**Abb. 39**). Durch Nocodazol kommt es zu mehr freier, nicht mehr an Mikrotubuli-assoziierter LIMK und so zu mehr inaktivem phospho-Cofilin und zur Ausbildung von Stressfasern, die die Beweglichkeit der Zelle behindern (**Abb.**

61). Die verwendete Nocodazol-Konzentration (10^{-6} M) war wohl so hoch, dass es nicht nur zur Freisetzung der LIMK gekommen ist, sondern auch zur morphologischen Veränderung der Zellen (**Abb. 39**, Fotos), denn das Sprouting wurde sogar unter Kontrollniveau gesenkt.

Auch Taxol (Paclitaxel) greift in diesen Signalweg ein. Es hemmt den Abbau von Mikrotubuli, führt somit zu deren Stabilisierung und stärkt die Co-Lokalisation von inaktiver LIMK an die Mikrotubuli (**Abb. 61**). Wird Taxol zum VEGF-induzierten *Sprouting* zugegeben, reduziert es dieses dosis-abhängig (**Abb. 43**). Das Gleichgewicht zwischen aktivem Cofilin und inaktivem p-Cofilin wird so gestört, dass die zur Bewegung der Zellen benötigte Aktindynamik nicht mehr gegeben ist. Kommt es nun durch Zugabe von U-46619 oder 8-iso-PGF$_{2\alpha}$ über den TP-Rezeptor zu einer persistenten Aktivierung des RhoA/ROCK-Signalweges, wird vermehrt aktive LIMK von den Mikrotubuli freigesetzt, was zur Bildung von inaktivem p-Cofilin und zur Hemmung des VEGF-induzierten *Sprouting*s führt. Die Zugabe von 0,2 nM Taxol verhindert die Freisetzung der aktiven LIMK1 von den Mikrotubuli und hebt so die Hemmung des VEGF-induzierten *Sprouting*s wieder auf (**Abb. 44**).

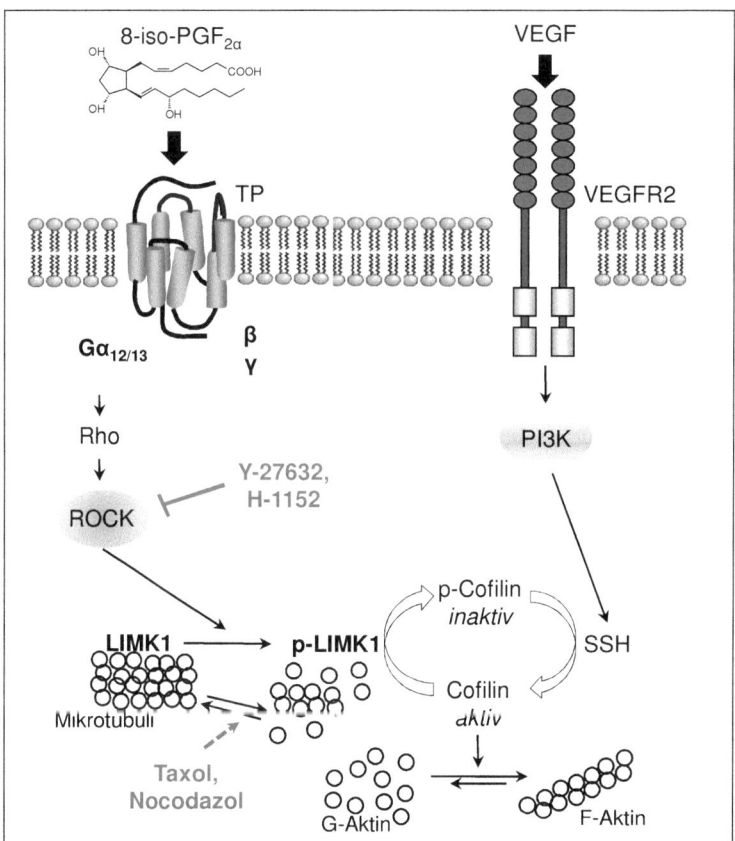

Abb. 61: Bedeutung von Cofilin in der Hemmung der VEGF-induzierten Angiogenese durch Isoprostane. TP, Thromboxan A_2-Rezeptor; VEGFR2, VEGF-Rezeptor 2; Rho, *Ras Homologue*; ROCK, Rho Kinase; PI3K, Phosphoinositid-3-Kinase; LIMK1, LIM Kinase 1; SSH, Slingshot-Phosphatase; Y-27632 und H-1152, Rho Kinase-Inhibitoren; Taxol/Paclitaxel, hemmt den Mikrotubuli-Abbau; Nocodazol, hemmt den Mikrotubuli-Aufbau.

4.7.2 *Myosin Light Chain* (MLC) und die Myosindynamik

Es ist bekannt, dass kleine GTPasen, darunter vor allem RhoA und sein *Downstream-Target* ROCK, die Stabilisierung von F-Aktin, die Phosphorylierung von *Myosin Light Chain* (MLC) und die Kontraktilität fördern –

wichtige Vorgänge im Rahmen von Zellproliferation und -migration (Ridley et al. 2001, Zhao et al. 2005; siehe Abschnitt 1.5.1.2). Die Hemmung des VEGF-induzierten *Sprouting*s durch U-46619 und 8-iso-PGF$_{2\alpha}$ konnte auch durch die Zugabe des MLC Kinase-Inhibitors ML-7 wieder aufgehoben werden (**Abb. 40**). Die MLC Kinase führt zur Phosphorylierung und damit Aktivierung von MLC, das zur Interaktion von Aktin und Myosin führt und so die Beweglichkeit von Zellen beeinflusst. Es ist beschrieben, dass der RhoA/ROCK- und der Rac/Cdc42/PAK-Signalweg antagonistisch die Phosphorylierung von MLC beeinflussen (van Nieuw Amerongen et al. 2001). ROCK führt zu einer direkten Phosphorylierung von MLC (an Ser19 und Thr18) und zur Hemmung der MLC Phosphatase. PAK führt zur transienten Hemmung der MLC Kinase und ebenfalls zu einer direkten Phosphorylierung von MLC (an Ser19). VEGF führt über den VEGF-Rezeptor zur Aktivierung beider Signalkaskaden und so zu einer pro-angiogenen Aktin/Myosin-Dynamik. Zusätzlich werden viele andere pro-angiogene Signalkaskaden aktiviert wie z.B. Erk1/2 (Mavria et al. 2006). Kommt es nun über den TP-Rezeptor zu einer Überaktivierung der RhoA/ROCK-Signalkaskade führt dies zu einer so starken MLC-Phosphorylierung, dass es zur Ausbildung von Stressfasern und hoher Kontraktilität und damit einer verminderten Beweglichkeit der Zellen kommt. Die Aktin/Myosin-Dynamik ist gestört. Die Zugabe des MLC Kinase-Inhibitors ML-7 führt dazu, dass nicht noch mehr Myosin phosphoryliert wird und das Gleichgewicht aus MLC und p-MLC, das für die Beweglichkeit der Zellen notwendig ist, wiederhergestellt wird (**Abb. 62**).

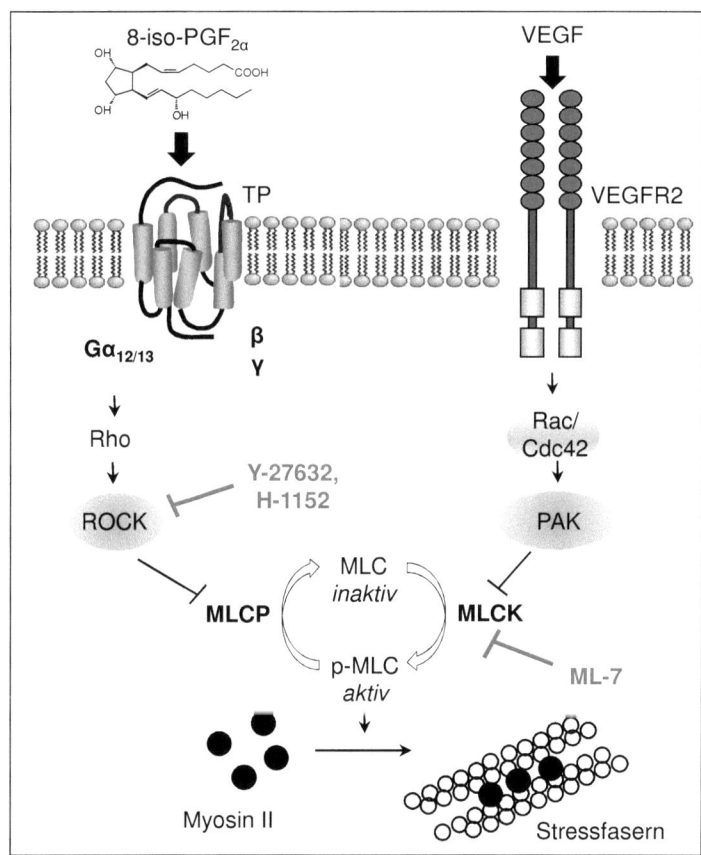

Abb. 62: Bedeutung von *Myosin Light Chain* (MLC) in der Hemmung der VEGF-induzierten Angiogenese durch Isoprostane. TP, Thromboxan A_2-Rezeptor; VEGFR2, VEGF-Rezeptor 2; Rho, *Ras Homologue*; ROCK, Rho Kinase; MLCP, MLC Phosphatase; MLCK, MLC Kinase; Rac, Ras-related C3 Botulinum Substrate; Cdc42, Cell Devision Cycle 42; PAK, p21-aktivierte Proteinkinase; ML-7, MLCK-Inhibitor.

Die Kombination des Rho Kinase-Inhibitors H-1152 mit dem MLC Kinase-Inhibitor ML-7 hebt die durch 8-iso-$PGF_{2\alpha}$ verursachte Hemmung des VEGF-induzierten Sproutings wieder vollständig auf (**Abb. 42**).

4.7.3 PTEN

Auch das *Phosphatase and Tensin Homologue Deleted on Chromosome Ten* (PTEN) ist ein *Downstream-Target* von Rho (siehe Abschnitt 1.5.1.3). PTEN, auch bekannt als Tumorsuppressor, baut als Gegenspieler der PI3 Kinase das PIP_3 ab, das in der PI3K/Akt-Signalkaskade maßgeblich am durch Wachstumsfaktoren wie VEGF induzierten Zellüberleben beteiligt ist (Maehama et al. 1998, Leslie et al. 2002). Wir konnten zeigen, dass der PTEN-Inhibitor bpV(HOpic) die durch die TP-Rezeptor-Agonisten U-46619 und 8-iso-$PGF_{2\alpha}$ verursachte Hemmung des VEGF-induzierten *Sprouting*s wieder aufhebt (**Abb. 41**; Schmid et al. 2004). Somit konnte gezeigt werden, dass es über den TP-Rezeptor und die nachgeschaltete RhoA/ROCK-Signalkaskade zur Aktivierung von PTEN kommt. Der verstärkte Abbau des PIP_3 führt zur Hemmung der durch VEGF über einen PI3K/Akt-Signalweg vermittelten Angiogenese (**Abb. 63**). Außerdem greift PTEN durch den Abbau von PIP_3 auch in die Regulierung der Aktindynamik durch Cofilin ein. PIP_3 aktiviert die Slingshot-Phosphatase (SSH), die inaktives p-Cofilin zu aktivem Cofilin dephosphoryliert (Nishita et al. 2004; **Abb. 11**).

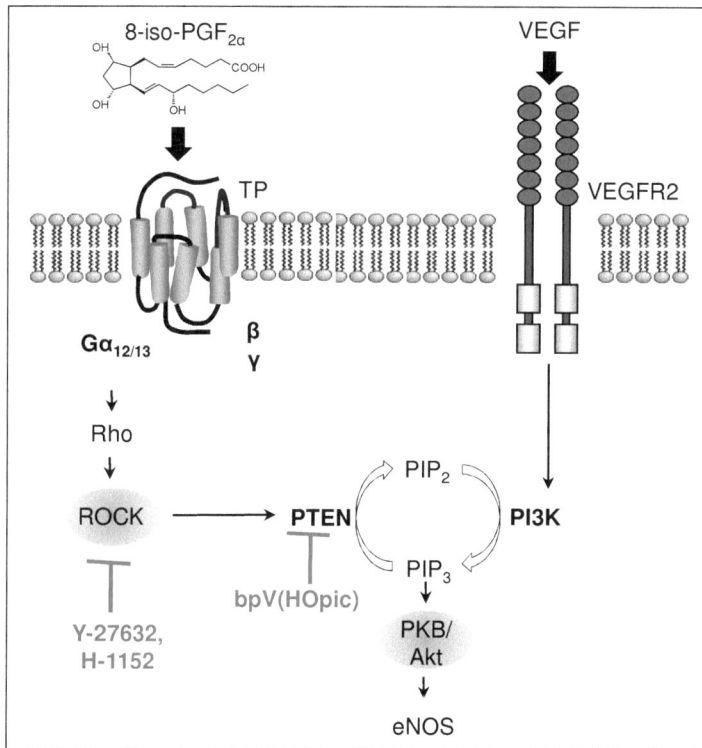

Abb. 63: Bedeutung von PTEN in der Hemmung der VEGF-induzierten Angiogenese durch Isoprostane. TP, Thromboxan A_2-Rezeptor; VEGFR2, VEGF-Rezeptor 2; Rho, *Ras Homologue*; ROCK, Rho Kinase; PIP_2, Phosphatidylinositol-4,5-biphosphat; PIP_3, Phosphatidylinositol-3,4,5-triphosphat; PI3K, Phosphoinositid-3-Kinase; PKB/Akt, Proteinkinase B; eNOS, endotheliale NO-Synthase; Y-27632 und H-1152, Rho Kinase-Inhibitoren; bpV(HOpic), PTEN-Inhibitor.

4.8 Schlussfolgerung

Welche Rolle spielen verschiedene F_2/D_2-Iso- und B_1/F_1-Phytoprostane für wichtige Schritte der Angiogenese?

Neben der pathophysiologischen Bedeutung der Angiogenese bei der Vaskularisierung von Tumoren spielt sie auch eine physiologische Rolle z.B. bei der Revaskularisierung von ischämischem Gewebe nach Herzinfarkt. Wir konnten zeigen, dass 8-iso-PGF$_{2\alpha}$, ein etablierter Marker für Oxidativen Stress *in vivo*, eine hemmende Wirkung auf die VEGF-induzierte Migration und das 3D-*Sprouting* von Endothelzellen hat. Das 3D-*Sprouting* vereint wichtige Schritte der Angiogenese wie Migration und Kapillarröhrenbildung der Endothelzellen und Degradation der extrazellulären Matrix. Die Untersuchung weiterer F$_2$-Isoprostane der 5er- und 15er-Serie ergab, dass das Isoprostan ent-5-F$_{2c}$-IsoP ebenfalls einen Hemmeffekt auf die VEGF-induzierte Migration von Endothelzellen ausübt. Dieser Effekt wurde jedoch nicht wie die Effekte des 8-iso-PGF$_{2\alpha}$ über den TP-Rezeptor vermittelt. Die durch 8-iso-PGD$_2$ verursachte Hemmung des VEGF-induzierten 3D-*Sproutings* wurde ebenfalls nicht über den TP-Rezeptor vermittelt. ent-5-F$_{2c}$-IsoP und 8-iso-PGD$_2$ könnten ihre Effekte über andere in Endothelzellen vorhandene Prostanoid-Rezeptoren wie FP-, EP- oder DP-Rezeptoren vermitteln. Weitere Untersuchungen mit Prostanoid-Rezeptor-Antagonisten müssen folgen, um den Wirkungsmechanismus von ent-5-F$_{2c}$-IsoP und 8-iso-PGD$_2$ aufzuklären. Die untersuchten B$_1$/F$_1$-Phytoprostane zeigten in den bisherigen Untersuchungen keinen anti-angiogenen Effekt.

Welche Rolle spielen verschiedene F$_2$-Iso- und B$_1$/F$_1$-Phytoprostane für den Gefäßtonus ex vivo und in vivo?

TxA$_2$ ist über den TP-Rezeptor für die Regulation des Gefäßtonus mitverantwortlich. Unter den untersuchten F$_2$-Isoprostanen der 5er- und 15er-Serie zeigte lediglich 8-iso-PGF$_{2\alpha}$ im isolierten Gefäßsegment *ex vivo* eine ausgeprägte Vasokonstriktion. Die untersuchten B$_1$- und F$_1$-Phytoprostane waren nicht vasoaktiv. *In vivo* könnten synergistische Effekte wie eine Induktion der TxA$_2$-Bildung oder ein bereits geschädigtes Endothel die Gefäßaktivität von Isoprostanen verstärken. Die Infusion von 8-iso-PGF$_{2\alpha}$ erhöhte in der Maus den arteriellen Mitteldruck. Dies zeigt die Relevanz der vasokonstriktorischen Aktivität von 8-iso-PGF$_{2\alpha}$ für den Blutdruck *in vivo*.

Welche Auswirkungen hat durch erhöhte Eisenaufnahme induzierter Oxidativer Stress im Tiermodell?

Im Tiermodell der Eisenüberladung, wie sie im Rahmen einer hereditären Hämochromatose auftritt, konnten wir mit einer nicht-invasiven Methode am lebenden Tier einen erhöhten systolischen Blutdruck feststellen. Untersuchungen des 24h-Urins zeigten zum einen eine erhöhte 8-iso-PGF$_{2\alpha}$-Ausscheidung. Zum anderen konnte eine Albuminurie mit glomerulo-tubulärer Schädigung der Niere nachgewiesen werden. Histologische Untersuchungen der Niere zeigten Schäden des Glomerulon und Proteinablagerungen, sowie Eisenablagerungen vor allem im proximalen Tubulus. Auch die Genexpression antioxidativer Enzyme war erhöht. Unsere Untersuchungen im Tiermodell lassen vermuten, dass es im Rahmen der hereditären Hämochromatose zur unkontrollierten Eisenaufnahme nicht nur in die Leber, sondern auch in die Niere kommt, was eine vermehrte ROS- und somit auch Isoprostan-Bildung nach sich zieht und zur Schädigung der Niere führt. Diese Nierenschädigung kann Folgeerkrankungen wie einen Hypertonus nach sich ziehen. Klinische Daten für einen Zusammenhang zwischen hereditärer Hämochromatose und Nierenschädigung oder Hypertonie fehlen bisher und sollten daher erhoben werden.

Welche Signalwege werden durch die Aktivierung des TP-Rezeptors durch Isoprostane beeinflusst? Welche Rolle spielen hierbei die verschiedenen Rezeptor-Isoformen?

Die beiden humanen TP-Rezeptor-Isoformen (TPα und TPβ) haben die ersten 328 AS gemeinsam, unterscheiden sich aber in ihrem cytoplasmatischen Carboxyterminus. Durch Überexpression der TP-Rezeptor-Isoformen in HEK293-Zellen konnten wir in dieser Arbeit zeigen, dass 8-iso-PGF$_{2\alpha}$ zu einer Erk1/2- und Cofilin-Phosphorylierung bevorzugt über die β-Isoform des TP-Rezeptors führt. Eine Mutation im TBXA2Rβ, die zu einem mutierten TPβ-Rezeptor mit verkürztem und verändertem Carboxyterminus führt, zeigte keine Aktivität. Der TP-Rezeptor-Agonist U-46619 führte hingegen über den TPα-Rezeptor zu einer Cofilin-Phosphorylierung. Die Blockade der 8-iso-PGF$_{2\alpha}$-Wirkung durch eine selektive Blockade des TPβ-Rezeptors scheint hier denkbar. Weitere Untersuchungen mit selektiven TPβ-Rezeptor-Antagonisten, wie z.B. CAY10535 (Hanson et al. 2007), müssen folgen.

Diskussion

Über welche Schaltstellen in der Zelle inhibieren Isoprostane die durch VEGF-induzierten Mechanismen der Angiogenese?

Der Revaskularisierung von ischämischem Gewebe im Rahmen von kardiovaskulären Erkrankungen kommt eine große Bedeutung zu. Im 3D-*Sprouting* konnten wir zeigen, dass 8-iso-PGF$_{2\alpha}$ einen anti-angiogenen Effekt ausübt, der der pro-angiogenen Wirkung von VEGF entgegensteht. Da erhöhte Isoprostankonzentrationen bei kardiovaskulären Erkrankungen nachgewiesen wurden, liegt die Bedeutung dieser biologischen Aktivität der Isoprostane auf der Hand. Wir konnten in dieser Arbeit zeigten, dass durch Blockade des TP-Rezeptors oder der Rho-kinase die anti-angiogene Wirkung von 8-iso-PGF$_{2\alpha}$ auf das VEGF-induzierte 3D-*Sprouting* aufgehoben werden kann. Ein Rho-kinase-Inhibitor ist somit ein interessantes therapeutisches Target. Darüber hinaus konnten wir zeigen, dass es durch 8-iso-PGF$_{2\alpha}$ zur Beeinflussung von PTEN, MLC und Cofilin, die für die Aktin/Myosin-Dynamik der Zellen verantwortlich sind, kommt. Diese *Downstream-Targets* scheinen die Verknüpfungspunkte zwischen dem durch 8-iso-PGF$_{2\alpha}$ aktivierten TP-Rezeptor- und dem VEGF-Weg zu sein. Weitere Untersuchungen können hier Aufschuss geben.

5 Zusammenfassung

Isoprostane sind Isomere der Prostaglandine, die durch eine durch ROS-katalysierte, COX-unabhängige Peroxidation der Arachidonsäure gebildet werden. Sie sind etablierte Biomarker für Oxidativen Stress, gelten als sensitiver und unabhängiger Risikofaktor für KHK und besitzen selbst eine biologische Aktivität. In der vorliegenden Arbeit konnte gezeigt werden, dass sowohl das F_2-IsoP der 15er-Serie 8-iso-PGF$_{2\alpha}$ (15-F_{2t}-IsoP) als auch ein bislang nicht untersuchtes F_2-IsoP der 5er-Serie ent-F_{2c}-IsoP die VEGF-induzierte Migration von HDMECs hemmen. Außerdem hemmen 8-iso-PGF$_{2\alpha}$ und das D_2-IsoP der 15er-Serie 8-iso-PGD$_2$ (15-D_{2t}-IsoP) das VEGF-induzierte 3D-*Sprouting* von HUVECs. Die anti-angiogenen Effekte von 8-iso-PGF$_{2\alpha}$ wurden über den TP-Rezeptor vermittelt, wohingegen die anti-angiogenen Effekte von ent-F_{2c}-IsoP und 8-iso-PGD$_2$ über andere Prostanoid-Rezeptoren vermittelt zu werden scheinen. Desweiteren konnte gezeigt werden, dass 8-iso-PGF$_{2\alpha}$ in Gefäßsegmenten von Mensch und Ratte eine Vasokonstriktion verursacht, die vermutlich auch ursächlich für die Erhöhung des arteriellen Mitteldrucks nach 8-iso-PGF$_{2\alpha}$-Infusion in Mäusen ist.

In einem Tiermodell der hereditären Hämochromatose, einer Erkrankung des Eisenstoffwechsels, die zur unkontrollierten Eisenaufnahme in Gewebe führt, wurde ein erhöhter systolischer Blutdruck festgestellt. Eine erhöhte Isoprostanausscheidung und eine Albuminurie gaben Hinweise auf das Vorliegen von Oxidativem Stress und einer Nierenschädigung. Die Genexpression antioxidativer Enzyme war erhöht und auch histologische Veränderungen mit Eisenablagerungen in der Niere erkennbar. Ein Zusammenhang zwischen hereditärer Hämochromatose, Nierenschädigung und Hypertonie scheint zu bestehen und bedarf näherer Untersuchung in klinischen Studien.

Durch spezifische Überexpression der humanen TP-Rezeptor-Isoformen (TPα und TPβ) konnte gezeigt werden, dass 8-iso-PGF$_{2\alpha}$ über eine Aktivierung des

TPβ-Rezeptors zur Aktivierung von Erk1/2 und einer RhoA/ROCK-Signalkaskade führt. Außerdem konnten im 3D-*Sprouting* durch Inhibition von Regulatoren der Aktin/Myosin-Dynamik mögliche Schaltstellen der anti-angiogenen Wirkung von 8-iso-PGF$_{2\alpha}$ auf die VEGF-induzierte Angiogenese indentifiziert werden, die nun Grundlage für weitere Untersuchungen sind.

Summary

Isoprostanes (IsoPs) are isomers of prostaglandins which are generated via a reactive oxygen species (ROS)-catalysed peroxidation of arachidonic acid. They are established as biomarkers of oxidative stress, considered as sensitive and independent risk factors for coronary heart disease (CHD) and known to have biological activity. The present work reported that the 15-series F$_2$-IsoP 8-iso-PGF$_{2\alpha}$ (15-F$_{2t}$-IsoP) as well as the 5-series F$_2$-IsoP ent-F$_{2c}$-IsoP inhibit the VEGF-induced migration of HDMECs. Furthermore 8-iso-PGF$_{2\alpha}$ and the 15-series D$_2$-IsoP 8-iso-PGD$_2$ (15-D$_{2t}$-IsoP) inhibit the VEGF-induced 3D-*sprouting* of HUVECs. The anti-angiogenic effects of 8-iso-PGF$_{2\alpha}$ were mediated via the TP receptor whereas the anti-angiogenic effects of ent-F$_{2c}$-IsoP and 8-iso-PGD$_2$ seem to be mediated via other prostanoid receptors. We could also show that 8-iso-PGF$_{2\alpha}$ has a vasoconstrictive effect on isolated aortic/arterial rings of humans and rats which also seems to be the cause of elevated mean arterial pressure (MAP) in mice after 8-iso-PGF$_{2\alpha}$ injection.

In an animal model of hereditary hemochromatosis (HH) we detected an elevated systolic blood pressure. HH is a disease of iron storage, which leads to an iron accumulation in any given organ. In addition increased urinary excretion of isoprostanes and an albuminuria were observed. This indicated oxidative stress and an impairment of renal function. In the kidney the gene expression of oxidative enzymes was increased and histological examinations showed pathophysiological modifications and iron overload. This link between HH, renal function and hypertension has to be evidenced in clinical trials.

With the specific overexpression of the human TP receptor isoforms (TPα und TPβ) we could show that 8-iso-PGF$_{2\alpha}$ activates Erk1/2 and a RhoA/ROCK pathway via the TPβ receptor. Furthermore we could identify regulators of the actin/myosin dynamics of the cytoskeleton that link the anti-angiogenic effects of 8-iso-PGF$_{2\alpha}$ with the pro-angiogenic activity of VEGF. These key elements of the pro- and anti-angiogenic switch are now subjects of further investigations.

6 Anhang

6.1 Materialien

6.1.1 Substanzen

Substanzname	Warnhinweise (R- und S-Sätze)	Hersteller
40% bis-Acrylamid Lösung	R:23/24/25-45-46-48 S:36/37/39-45-60	Bio-Rad Laboratories GmbH, München
5% Trypsin, Trypsin-EDTA 10x	S: 23-24-26-36/37	GIBCO Invitrogen, Darmstadt
8-iso-PGD_2		IBMM, Montpellier, Frankreich
8-iso-$PGF_{2\alpha}$		Cayman Chemical, Ann Arbor, USA
Acetonitril (CH_3CN)	R: 11-20/21/22-36 S: 16-36/37	Merck KGaA, Darmstadt
Ach, Acetylcholin	R: 36/37/38 S: 26	Sigma-Aldrich Chemie GmbH, München
Agarose, Ultra Pure™		Invitrogen GmbH, Karlsruhe
Ammoniumacetat		Fluka, Sigma-Aldrich Chemie GmbH, München
Ammoniumpersulfat (APS)	R:8-22-36/37/38-42/43 S:22-24-26-37-60	Bio-Rad Laboratories GmbH, München
Ampicillin x 3 H_2O	R: 42/43 S: 22-28A-37-45	Serva Electrophoresis GmbH, München
Aqua ad iniectabilia		Baxter Deutschland GmbH, Unterschleißheim
Bacto™ Hefeextrakt		Becton Dickinson GmbH, Heidelberg
Bacto™ Tryptone		Becton Dickinson GmbH, Heidelberg
Bepanthen® Augen- und Nasensalbe (Dexpanthenol)		Bayer Vital GmbH, Leverkusen
Betaisodona® Lösung (Povidon-Iod)		Mundipharma GmbH, Limburg (Lahn)
Bovine Serum Albumin (Fraktion V)		Sigma-Aldrich Chemie GmbH, München
bpV(HOpic)		Enzo Life Sciences AG, Lausen, Schweiz

Bradford-Reagenz, Bio-Rad Protein Assay	R: 10-20/21/22-34-23/24/25-39; S: 26-36/37/39-45-60	Bio-Rad Laboratories GmbH, München
Bromphenolblau		Sigma-Aldrich Chemie GmbH, München
BSTFA	R: 10, 35 S: 7/9, 36/37/39	Pierce Rockford, USA
Calciumchlorid x 2 H_2O	R: 36; S: 22-24	Merck, KGaA, Darmstadt
Carprofen (Rimadyl®; 50 mg/ml)		Pfizer, Karlsruhe
Chloroform (≥99%)	R: 11-22-38-40-48/20/22 S: 36/37	Sigma-Aldrich Chemie GmbH, München
Cutasept®		Bode Chemie, Hamburg
D(+)-Glucose x H_2O		Merck, KGaA, Darmstadt
Dimethylsulfoxid (DMSO)	R:36/37/38 S:23-26-36	Sigma-Aldrich Chemie GmbH, München
Enrofloxacin (Baytril®; 100 mg/ml)		Bayer Vital GmbH, Leverkusen
Essigsäure (100%)	R: 10-35; S: 23-26-45	Merck KGaA, Darmstadt
Ethanol (≥99,9%)	R: 11; S: 7-16	Merck, KGaA, Darmstadt
Ethidiumbromid-Lösung (1% in H_2O)	R: 22-26-36/37/38-68; S: 36/37	Fluka Chemie GmbH, Steinheim
Geneticin (50 mg/ml)		GIBCO Invitrogen, Darmstadt
Glycerol (etwa 87%)		Merck KGaA, Darmstadt
Glycin		Carl Roth GmbH+Co KG, Karlsruhe
H-1152		Calbiochem/Merck KGaA, Darmstadt
Heparin-Na (25000I.E./5 ml)		Ratiopharm GmbH, Ulm
Hünigbase (N,N-Diisopropylethylamin)	R: 11-22-34 S: 16-33-26-36/37/39-45	Sigma-Aldrich Chemie GmbH, München
Indomethacin	R: 28 S: 28, 36/37, 45	Sigma-Aldrich Chemie GmbH, München
Isopropanol (≥99,8%)	R:11-36-67 S:7-16-24/25-26	Merck KGaA, Darmstadt
Isot. Kochsalzlösung, 0,9%		B.Braun Melsungen AG, Melsungen
Kaliumacetat		Merck KGaA, Darmstadt
Kaliumchlorid		Merck KGaA, Darmstadt
Kaliumdihydrogenphosphat		Merck KGaA, Darmstadt
Ketamin Gräub (100 mg/ml)		aniMedica GmbH, Senden-Bösensell
Lysozym	R: 42; S: 22	SERVA Electrophoresis GmbH, Heidelberg
Magnesiumsulfat x 7 H_2O		Merck KGaA, Darmstadt

Manganchlorid x 4 H_2O	R: 22-51/53 S: 61	Merck KGaA, Darmstadt
Methanol	R:11-23/24/25-39 S:7-16-36/37-45	Merck KGaA, Darmstadt
Methylcellulose		Sigma-Aldrich Chemie GmbH, München
Milchpulver		Carl Roth GmbH+Co.KG, Karlsruhe
ML-7, hydrochlorid		Enzo Life Sciences AG, Lausen, Schweiz
MOPS (≥99,5%, Titration)	R: 36/37/38 S: 26-36	Sigma-Aldrich Chemie GmbH, München
Natriumchlorid		J.T. Baker Deutschland, Griesheim
Natriumdodecylsulfat (SDS Pellets)	R:22-36/38 S:22-24/25	Carl Roth GmbH+Co.KG, Karlsruhe
Natriumfluorid	R: 25-32-36/38 S: 22-36-45	Merck KGaA, Darmstadt
Natriumhydrogencarbonat		Merck KGaA, Darmstadt
Natriumhydroxid	R: 35 S: 26-36/37/39-45	Merck KGaA, Darmstadt
Natriumorthovanadat	R: 23/24/25; S: 45	Santa Cruz Biotechnology, Heidelberg
Nocodazol		Sigma-Aldrich Chemie GmbH, München
Nonidet P 40	R: 22-37-41-50 S: 26-39-61	Fluka/Sigma-Aldrich Chemie GmbH, München
Paraformaldehyd (PFA)	R:20/22-37/38-40-41-43 S:26-36/37/39-45	Sigma-Aldrich Chemie GmbH, München
Paraformaldehyd, Pulver, 95%	R: 20/22-37/38-40-41-43; S: 26-36/37/39-45	Sigma-Aldrich Chemie GmbH, München
PBS Dulbecco-Pulver (w/o Ca^{2+}/Mg^{2+}; 9,55 g/l)	S:22-24/25	Biochrom AG, Berlin
PBS,Dulbecco, 1x Lösung (+Ca^{2+}/Mg^{2+})		GIBCO Invitrogen, Darmstadt
Pen/Strep-Lösung	R: 43-36/37/38 S: 26-36/37-24/25	Invitrogen GmbH, Karlsruhe
PFB-Bromid	R: 34 S: 26, 36/37/39, 45	Sigma-Aldrich Chemie GmbH, München
Phenylephrin, hydrochlorid		Sigma-Aldrich Chemie GmbH, München
Phosphatase Inhibitor Cocktail Tablets (PhosSTOP)		Roche Diagnostics GmbH, Mannheim
PNGase F		QA-Bio, Palm Desert, USA
Ponceau S	R: 36/37/38-51/53 S: 26-36	Sigma-Aldrich Chemie GmbH, München

Precision Plus Protein Standard		Bio-Rad Laboratories GmbH, München
Protease Inhibitor Cocktail		Sigma-Aldrich Chemie GmbH, München
Protein Standard I (*bovine gamma-globulin*)	S: 60	Bio-Rad Laboratories GmbH, München
rHu FGF-b		PromoKine GmbH, Heidelberg
RNAzol® B	R: 24/25-34 S: 28	WAK-Chemie Medical, Steinbach/Ts.
Salzsäure, rauchend, 37%	R: 34-37; S: 26-45	Carl Roth GmbH+Co.KG, Karlsruhe
SNP, Natriumnitroprussid x 2 H_2O	R: 25; S: 45	Fluka/ Sigma-Aldrich Chemie GmbH, München
SQ-29548		Cayman Chemical, Ann Arbor, USA
Taxol/Paclitaxel	R: 20/21/22-37/38-41-42/43-62-68; S: 22-26-36/37/39-45	Sigma-Aldrich Chemie GmbH, München
TEMED	R:11-20/22-34 S:16-26-36/37/39-45-60	Merck KgaA, Darmstadt
Tris/Trizma® Base	R: 36/37/38 S: 26, 36	Sigma-Aldrich Chemie GmbH, München
Tris-HCl		Promega, Madison, USA
Triton® X 100	R: 22-41 S: 24-26-39	Merck KGaA, Darmstadt
Tween 20		Sigma-Aldrich Chemie GmbH, München
U-46619		Cayman Chemical, Ann Arbor, USA
UltraPure™ Agarose		Invitrogen GmbH, Karlsruhe
VEGF-165, human recombinant (E.coli)		PromoKine GmbH, Heidelberg
Xylazin (Rompun® 2%; 20 mg/ml)		Bayer Vital GmbH, Leverkusen
Y-27632		Calbiochem/Merck KGaA, Darmstadt
β-Glycerolphosphat		Sigma-Aldrich Chemie GmbH, München
β-Mercaptoethanol	R: 23/24/25-38-41-50/53; S: 26-36/37/39-45-61	Merck KGaA, Darmstadt

F$_2$-Isoprostane

5-F$_{2t}$-IsoP		IBMM, Montpellier, Frankreich[1]
5-*epi*-5-F$_{2t}$-IsoP		IBMM, Montpellier, Frankreich
ent-5-F$_{2c}$-IsoP		Ruprecht-Karls-Universität Heidelberg[2]
ent-15-F$_{2t}$-IsoP		IBMM, Montpellier, Frankreich
ent-15-*epi*-15-F$_{2t}$-IsoP		IBMM, Montpellier, Frankreich

B$_1$-Phytoprostane

B$_1$-PP type I		IBMM, Montpellier, Frankreich
ent-B$_1$-PP type I		IBMM, Montpellier, Frankreich
B$_1$-PP type II		IBMM, Montpellier, Frankreich
ent-B$_1$-PP type II		IBMM, Montpellier, Frankreich

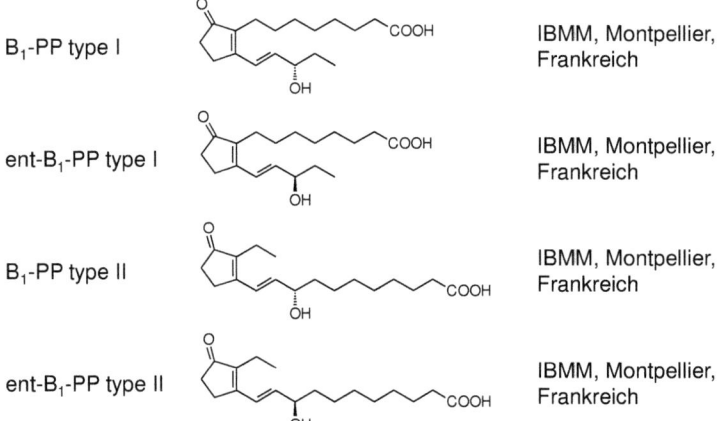

F₁-Phytoprostane

Name	Hersteller
F$_1$-PP type I	IBMM, Montpellier, Frankreich
ent-F$_1$-PP type I	IBMM, Montpellier, Frankreich
ent-16-*epi*-F$_1$-PP type I	IBMM, Montpellier, Frankreich
F$_1$-PP type II	IBMM, Montpellier, Frankreich
9-*epi*-F$_1$-PP type II	IBMM, Montpellier, Frankreich
ent-F$_1$-PP type II	IBMM, Montpellier, Frankreich
ent-9-*epi*-F$_1$-PP type II	IBMM, Montpellier, Frankreich

[1]IBMM, Institut des Biomolécules Max Mousseron, T. Durand
[2]Ruprecht-Karls-Universität Heidelberg, G. Helmchen

6.1.2 Zellen und Zellkulturmedien

Produktbezeichnung	Hersteller
Collagen (3,1 mg/ml, PureCol™)	INAMED Biomaterials, Fremont, USA
DMEM+GlutaMAX™-I (1 g/l D-Glucose)	GIBCO Invitrogen, Darmstadt
Endothelial Cell Basal Medium	PromoCell, Heidelberg
Endothelial Cell Basal Medium MV	PromoCell, Heidelberg
Endothelial Cell Growth Medium	PromoCell, Heidelberg
Endothelial Cell Growth Medium MV	PromoCell, Heidelberg

Fetal Bovine Serum, heat-inactivated | GIBCO Invitrogen, Darmstadt
Gelatin 2% solution Type B, from Bovine | SIGMA GmbH, Steinheim
HDMECs, C-12210 (Lot.7071105.1) | PromoCell, Heidelberg
HEK293 | ATCC Global Bioresource Center™
HUVECs, C-12205 (Lot.9111604) | PromoCell, Heidelberg
Isopropanol-Einfrierbox | Nalgene, USA
Medium 199, 10x | SIGMA GmbH, Steinheim
Neubauer Zählkammer | Karl Hecht GmbH & Co KG, Sondheim

6.1.3 Vektoren, Primer, Antikörper

Produktbezeichnung	Katalognummer/Sequenz	Hersteller
Vektoren		
pcDNA3.1(+)-TBXA2Rvar2/α	TXA2R00000 (from Human Placental cDNA)	Missouri S&T cDNA Resource Center, Rolla; USA
pcDNA3-TBXA2Rvar1/β	J Biol Chem. 1997;272(11):7191-200	Aida Habib Abdul Karim, Beirut, Libanon
pCMV6-XL4-TBXA2Rvar1/β-Mutante	sc308081	OriGene Technologies, Rockville; USA
Primer		
for: TBXA2R_unspez.	ggtggccagcgtgtgttggc	Eurofins MWG Operon, Ebersberg
for:TBXA2R S	ctgccccttctggtcttca	Tib Molbiol, Berlin
for: TBXA2R F	gtgttggctgccccttctg	Tib Molbiol, Berlin
rev: TBXA2R_unspez.	gcgggtttcgcagcactgtc	Eurofins MWG Operon, Ebersberg
rev: TBXA2R Var2A/α	ctggagggacagcgacct	Tib Molbiol, Berlin
rev: TBXA2R Var2R/α	gcgctctgtccacttcctac	Tib Molbiol, Berlin
rev: TBXA2R Var1A/β	cagagtgagactccgctggg	Tib Molbiol, Berlin
rev: TBXA2R Var1R/β	tgggccacagagtgagactc	Tib Molbiol, Berlin
Sonde: TBXA2R TM	FAM-cccgcctgccatgagcccc-BBQ	Tib Molbiol, Berlin
GAPDH	Hs99999905_m1	Applied Biosystems, Darmstadt
TBXA2R, total	Hs00169054_m1	Applied Biosystems, Darmstadt
Antikörper		
anti-mouse IgG HRP, donkey	715-035-150	Jackson ImmunoResearch Laboratories West

anti-rabbit IgG HRP, goat	111-035-045	Jackson ImmunoResearch Laboratories West Grove, USA
Cofilin	#3312	Cell Signaling Technology, Danvers, USA
PathScan Multiplex Western Cocktail	#7100	Cell Signaling Technology, Danvers, USA
phospho-Cofilin (Ser3)	#3311	Cell Signaling Technology, Danvers, USA
TPα (AS 323-343)	LS-C10522	LifeSpan Biosciences, Seattle, USA
TPβ (AS 394-407)	J Biol Chem. 1997;272(11):7191-200	Aida Habib Abdul Karim, Beirut, Libanon
β-Tubulin	T4026	Sigma-Aldrich Chemie GmbH, München

6.1.4 Verbrauchsmaterialien und Kits

Produktbezeichnung	Hersteller
2x TaqMan® Universal PCR *Master Mix*	Applied Biosystems Inc, Foster City, USA
8-Isoprostane Affinity Column	Cayman Chemical, Ann Arbor, USA
Diff-Quick® Färbeset (R: 11, 24/24/25, 39; S: 7, 16, 36/37, 45)	Medion Diagnostic AG, Düdingen, Schweiz
Einfrierröhrchen, Cryo.s™ 2 ml	Greiner-Bio One GmbH, Frickenhausen
EndoFree Plasmid Maxi Kit	Qiagen, Hilden
Falcon/Zentrifugenröhrchen, 15, 50 ml	Sarstedt AG & Co., Nürnbrecht
GelCode™ Blue Stain Reagent	Thermo Scientific, Rockford, USA
High Pure PCR Product Purification Kit	Roche Diagnostics GmbH, Mannheim
Küvetten, Halb-Mikro-Küvette	Sarstedt AG & Co., Nürnbrecht
Nephrat *Rat Albumin ELISA Assay*	Exocell Inc., Philadelphia, USA
Nitrocellulose-Membran, 0,45 µm Pore	Whatman GmbH, Dassel
Pasteur Pipetten	Brand GmbH & Co. KG, Wertheim
PCR-Klebefolien optisch klar	Sarstedt AG & Co., Nürnbrecht
Pipetten 10, 100, 1000 µl	Eppendorf AG, Hamburg
Pipettenspitzen	Sarstedt AG & Co., Nürnbrecht
Pipettierhelfer, accu-jet	Brand GmbH & Co. KG, Wertheim
Polycarbonatfilter, 8 µm Pore	Neuro Probe, Gaithersburg, USA
PolyFect® *Transfection Reagent*	Qiagen, Hilden
Protein Assay Dye Reagent	Bio-Rad Laboratories GmbH,

Concentrate
Quadratische Petrischalen

Reaktionsgefäße, Eppendorf Safe Lock, 0,5, 1,5 und 2 ml
Reaktionsgefäße, Multiply®.µStripPro 0,1 ml PCR 8er-Kette
RevertAid™ H Minus First Strand cDNA Synthesis Kit
RNAzol® B

Serologische Pipetten 1, 2, 5, 10, 25 ml
Super Signal West Dura Extended Duration Substrate
Suspensionszellkulturplatte, 24-Well
Whatman-Papier
Zellkulturflaschen, 25 cm², 75 cm²
Zellkulturplatten, 6-, 24-Well
Zellschaber
Zentrifugenröhrchen für Ultrazentrifuge, Polycarbonat, TL-100 (11x34 mm)

München
Greiner-Bio One GmbH, Frickenhausen
Eppendorf AG, Hamburg

Sarstedt AG & Co., Nürnbrecht

Fermentas GmbH, St.Leon-Rot

WAK-Chemie Medical GmbH, Steinbach/Ts.
Sarstedt AG & Co., Nürnbrecht

Thermo Scientific, Rockford, USA

Sarstedt AG & Co., Nürnbrecht
Whatman GmbH, Dassel
Sarstedt AG & Co., Nürnbrecht
Sarstedt AG & Co., Nürnbrecht
Sarstedt AG & Co., Nürnbrecht
Beckman Coulter GmbH, Krefeld

6.1.5 Laborgeräte

Gerätebezeichnung	Hersteller
96-Well Chemotaxiskammer	Neuro Probe Inc.
96-Well-Plattenleser, Sunrise	Tecan, Crailsheim
GC-MS	Varian, Darmstadt
Agarose Gel *Electrophoresis Systems* Sub-Cell® GT	Bio-Rad Laboratories GmbH, München
Analysenwaage, CP 225 D	Sartorius AG, Göttingen
Brutschrank, Heraeus B 5050 E	Heraeus Holding GmbH, Hanau
ChemiGenius² Bio Imaging System	Syngene
Magnetrührer, Heidolph MR 3002	Heidolph Instruments GmbH & Co. KG, Schwabach
Mikroskop, Axiovert 25 C und 25 CFI inkl. Kamera und Fluoreszenzlampe	Carl Zeiss AG, Oberkochen
PCR-Gerät, Mastercycler® ep gradient	Eppendorf AG, Hamburg
pH-Meter, FiveEasy™ FE20	Mettler-Toledo GmbH, Giessen
Photometer SmartSpec™ 3000	Bio-Rad Laboratories GmbH, München
Präzisionswaage, BP 3100 S	Sartorius AG, Göttingen
qRT-PCR-Gerät, ABI Prism® 7900 HAT *Sequence Detection System*	Applied Biosystems Inc, Foster City, USA
Sicherheitswerkbank, HERAsafe HS	Thermo Electron LED GmbH,

12	Langenselbold
Spektrophotometer, NanoDropTM ND-1000	Thermo Fisher Scientific, Wilmington, USA
Thermomixer Compact	Eppendorf AG, Hamburg
Tischzentrifuge, MC6	Sarstedt AG & Co., Nürnbrecht
Ultrazentrifuge, OptimaTM MAX-XP	Beckman Coulter GmbH, Krefeld
Vortex, Heidolph Reax top	Heidolph Instruments GmbH & Co. KG, Schwabach
Wasseraufbereitungssystem, Milli-Q plus	Millipore GmbH, Schwalbach
Zentrifuge, Rotina 35 R	Andreas Hettich GmbH & Co. KG, Tuttlingen
Zentrifugen, Centrifuge 5415 D, 5415 R	Eppendorf AG, Hamburg

6.1.6 Software

Axiovision Release 4.6.3, Zeiss
Chartv4.0, ADInstruments GmbH
SDS (Sequence Detection System), Version 2.2, Applied Biosystems
ZEN 2009 Light Edition, Zeiss

6.1.7 Puffer und Lösungen

Ampicillin-Stock (50 mg/ml)

Ampicillin-Trihydrat	50 mg
NaOH (10 M)	1 ml

0,1%ige Essigsäure

Eisessig	500 µl
Aqua ad iniectabilia	ad 500 ml
Autoklavieren	

Krebs-Henseleit-Puffer

NaCl	118 mM
KCl	4,8 mM
KH_2PO_4	1,2 mM
$MgSO_4$	1,2 mM
$NaHCO_3$	25 mM
$CaCl_2$	2,5 mM
D(+)-Glucose	11 mM
Indomethacin	0,01 mM

Laufpuffer

10x Tris-Glycin Puffer (250 mM, pH 8,3)	100 ml (25 mM)
20% SDS	5 ml (0,1%)
Millipore-Wasser	ad 1 l

LB-Medium

Tryptone	10 g
Hefe-Extrakt	5 g
NaCl	10 g
Millipore-Wasser	ad 1 l
autoklavieren; Lagerung bei 4 °C	

LB-Agar (1,5%)

Agar	15 g
LB-Medium	1 l
autoklavieren;10 ml/10 mm-Platte,	
aushärten lassen;Lagerung bei 4 °C	

Load Mix

50% Glycerin	20 ml
Bromphenolblau	20 mg

Millipore-Wasser	ad 40 ml
aliquotieren; Lagerung bei -20 °C	

Lower Tris, 4x

Tris/Trizma® Base	18,17 g (1,5 M)
20% SDS	2 ml (0,4%)
Millipore-Wasser	ad 100 ml
pH 8,8 mit rauchender HCl einstellen	

***Low*-TE**

Tris-HCl (1 M, pH 7,4)	5 ml (5 mM)
EDTA (0,5 M, pH 8)	1 ml (0,5 mM)
Millipore-Wasser	ad 1 l

Lysispuffer

Triton X100	0,5 %
Nonidet P 40	0,5 %
Tris (pH 7,5)	10 mM
KCl	2,5 mM
NaCl	150 mM
β-Glycerolphosphat	30 mM
NaF	50 mM
Na_3VO_4	1 mM
kurz vor Gebrauch immer frisch zugeben:	
Protease-Inhibitor Mix	1:1000
PhosSTOP-Stock (10x)	1:10

Lysozym (10 mg/ml)

Lysozym	400 mg
STET-Puffer	40 ml
steril filtrieren, 2 ml-Aliquots;	
Lagerung bei -20°C	

Proben-Puffer ("Standard")

50% Glycerin	2 ml
20% SDS	1,5 ml
Upper Tris (0,5 M, pH 6,8)	1,25 ml (62,5 mM)
β-Mercaptoethanol	0,5 ml
Millipore-Wasser	ad 10 ml
aliquotieren; Lagerung bei -20 °C	

Proben-Puffer (mit DTT)

50 % Glycerin	2 ml
20 % SDS	1,5 ml
Upper Tris (0,5 M, pH 6,8)	1,25 ml (62,5 mM)
DTT (1 M)	0,752 ml (75,2 mM)
Millipore-Wasser	ad 10 ml
aliquotieren; Lagerung bei -20 °C	

RF I-Puffer

$RbCl_2$	100 mM
$MnCl_2$	50 mM
K-acetat	30 mM
$CaCl_2$	10 mM
Glycerin in Wasser	15 %
pH 8,5 mit Essigsäure einstellen, steril filtrieren; Lagerung bei 4 °C	

RF II-Puffer

MOPS	10 mM
$RbCl_2$	10 mM
$CaCl_2$	75 mM
Glycerin in Wasser	15 %
pH 6,8 mit Essigsäure einstellen, steril filtrieren; Lagerung bei 4 °C	

Sammelgel, 4% (Angaben pro Gel)

Millipore-Wasser	1,285 ml
40 % Acrylamid/Bisacrylamid	200 µl (4%)
Upper Tris (0,5 M, pH 6,8)	500 µl (125 mM Tris, 0,1% SDS)
TEMED	2 µl (0,1%)
10 % Ammoniumpersulfat	15 µl (0,075%)

Säulenpuffer

$K_2HPO_4 \times 3\ H_2O$	17,40 g
KH_2PO_4	3,22 g
NaCl	29,20 g
NaN_3	0,5 g
Millipore-Wasser	ad 1 l

SDS, 20%

SDS	100 g
Millipore-Wasser	ad 500 ml

STET-Puffer

Saccharose (8% w/v)	4 g
Triton X-100 (5% v/v)	25 ml
Na-EDTA (50 mM)	8,4 g
Tris-HCl (50 mM)	3 g
Millipure-Wasser	ad 500 ml
pH 8 mit HCl einstellen	

TAE-Puffer, 1x

Tris/Trizma® Base	40 mM
EDTA	1 mM
pH 8	

TBS, 10x

Tris/Trizma® Base	24,2 g (0,2 M)
NaCl	80 g (1,37 M)
Millipore-Wasser	ad 1 l
pH 7,6	

TBS-T

10x TBS (0,2 M, pH 7,6)	100 ml (20 mM)
Tween 20	1 ml
Millipore-Wasser	ad 1 l

Transfer-Puffer

10x Tris-Glycin Puffer	100 ml (25 mM)
Methanol	200 ml (20%)
Millipore Wasser	700 ml

Trenngel (10% / 16,5%)

(Angaben pro Gel)

50% Glycerin/Wasser	3,1 ml / 2,05 ml
40% Acrylamid/Bisacrylamid	1,55 ml / 2,63 ml
Lower Tris (1,5 M, pH 8,8)	1,58 ml (0,4 M Tris, 0,1% SDS)
TEMED	3 µl (0,05%)
10% Ammoniumpersulfat	32 µl (0,05%)

Tris-Glycin Puffer, 10x

Tris	30 g (250 mM)
Glycin	144 g (2 M)
Millipore-Wasser	ad 1 l
pH 8,3 (nicht einstellen!)	

Upper Tris, 4x

Tris	6,06 g (0,5 M)
20 % SDS	2 ml (0,4%)
Millipore-Wasser	ad 100 ml
pH 6,8	

6.2 R- und S-Sätze

R (Risiko)-Sätze

R1	In trockenem Zustand explosionsgefährlich.
R2	Durch Schlag, Reibung, Feuer oder andere Zündquellen explosionsgefährlich.
R3	Durch Schlag, Reibung, Feuer oder andere Zündquellen besonders explosionsgefährlich.
R4	Bildet hochempfindliche explosionsgefährliche Metallverbindungen.
R5	Beim Erwärmen explosionsfähig.
R6	Mit und ohne Luft explosionsfähig.
R7	Kann Brand verursachen.
R8	Feuergefahr bei Berührung mit brennbaren Stoffen.
R9	Explosionsgefahr bei Mischung mit brennbaren Stoffen.
R10	Entzündlich.
R11	Leichtentzündlich.
R12	Hochentzündlich.
R13	Hochentzündliches Flüssiggas.
R14	Reagiert heftig mit Wasser.
R15	Reagiert mit Wasser unter Bildung leicht entzündlicher Gase.
R16	Explosionsgefährlich in Mischung mit brandfördernden Stoffen.
R17	Selbstentzündlich an der Luft.
R18	Bei Gebrauch Bildung explosionsfähiger/leichtentzündlicher Dampf-Luftgemische möglich.
R19	Kann explosionsfähige Peroxide bilden.
R20	Gesundheitsschädlich beim Einatmen.
R21	Gesundheitsschädlich bei Berührung mit der Haut.
R22	Gesundheitsschädlich beim Verschlucken.
R23	Giftig beim Einatmen.
R24	Giftig bei Berührung mit der Haut.

R25 Giftig beim Verschlucken.
R26 Sehr giftig beim Einatmen.
R27 Sehr giftig bei Berührung mit der Haut.
R28 Sehr giftig beim Verschlucken.
R29 Entwickelt bei Berührung mit Wasser giftige Gase.
R30 Kann bei Gebrauch leicht entzündlich werden.
R31 Entwickelt bei Berührung mit Säure giftige Gase.
R32 Entwickelt bei Berührung mit Säure sehr giftige Gase.
R33 Gefahr kumulativer Wirkungen.
R34 Verursacht Verätzungen.
R35 Verursacht schwere Verätzungen.
R36 Reizt die Augen.
R37 Reizt die Atmungsorgane.
R38 Reizt die Haut.
R39 Ernste Gefahr irreversiblen Schadens.
R40 Verdacht auf krebserzeugende Wirkung.
R41 Gefahr ernster Augenschäden.
R42 Sensibilisierung durch Einatmen möglich.
R43 Sensibilisierung durch Hautkontakt möglich.
R44 Explosionsgefährlich bei Erhitzen unter Einschluß.
R45 Kann Krebs erzeugen.
R46 Kann vererbbare Schäden verursachen.
R48 Gefahr ernster Gesundheitsschäden bei längerer Exposition.
R49 Kann Krebs erzeugen beim Einatmen.
R50 Sehr giftig für Wasserorganismen.
R51 Giftig für Wasserorganismen.
R52 Schädlich für Wasserorganismen.
R53 Kann in Gewässern längerfristig schädliche Wirkungen haben.
R54 Giftig für Pflanzen.
R55 Giftig für Tiere.
R56 Giftig für Bodenorganismen.
R57 Giftig für Bienen.
R58 Kann längerfristig schädliche Wirkungen auf die Umwelt haben.
R59 Gefährlich für die Ozonschicht.

Anhang

R60 Kann die Fortpflanzungsfähigkeit beeinträchtigen.
R61 Kann das Kind im Mutterleib schädigen.
R62 Kann möglicherweise die Fortpflanzungsfähigkeit beeinträchtigen.
R63 Kann das Kind im Mutterleib möglicherweise schädigen.
R64 Kann Säuglinge über die Muttermilch schädigen.
R65 Gesundheitsschädlich: kann beim Verschlucken Lungenschäden verursachen
R66 Wiederholter Kontakt kann zu spröder oder rissiger Haut führen.
R67 Dämpfe können Schläfrigkeit und Benommenheit verursachen.
R68 Irreversibler Schaden möglich.

S (Sicherheitssätze)-Sätze

S1 Unter Verschluß aufbewahren.
S2 Darf nicht in die Hände von Kindern gelangen.
S3 Kühl aufbewahren.
S4 Von Wohnplätzen fernhalten.
S5 Unter......aufbewahren (geeignete Flüssigkeit vom Hersteller anzugeben).
S6 Unter......aufbewahren (inertes Gas vom Hersteller anzugeben).
S7 Behälter dicht geschlossen halten.
S8 Behälter trocken halten.
S9 Behälter an einem gut gelüftetem Ort aufbewahren.
S12 Behälter nicht gasdicht verschließen.
S13 Von Nahrungsmitteln, Getränken und Futtermitteln fernhalten.
S14 Von......fernhalten (inkompatible Substanzen vom Hersteller anzugeben).
S15 Vor Hitze schützen.
S16 Von Zündquellen fernhalten - Nicht rauchen.
S17 Von brennbaren Stoffen fernhalten.
S18 Behälter mit Vorsicht öffnen und handhaben.
S20 Bei der Arbeit nicht essen und trinken.
S21 Bei der Arbeit nicht rauchen.
S22 Staub nicht einatmen.
S23 Gas/Rauch/Dampf/Aerosol nicht einatmen (geeignete Bezeichnung(en) vom Hersteller anzugeben).
S24 Berührung mit der Haut vermeiden.

S25 Berührung mit den Augen vermeiden.
S26 Bei Berührung mit den Augen gründlich mit Wasser abspülen und Arzt konsultieren.
S27 Beschmutzte, getränkte Kleidung sofort ausziehen.
S28 Bei Berührung mit der Haut sofort abwaschen mit viel ...(vom Hersteller anzugeben).
S29 Nicht in die Kanalisation gelangen lassen.
S30 Niemals Wasser hinzugießen.
S33 Maßnahmen gegen elektrostatische Aufladungen treffen.
S34 Schlag und Reibung vermeiden.
S35 Abfälle und Behälter müssen in gesicherter Weise beseitigt werden.
S36 Bei der Arbeit geeignete Schutzkleidung tragen.
S37 Geeignete Schutzhandschuhe tragen.
S38 Bei unzureichender Belüftung Atemschutzgerät anlegen.
S39 Schutzbrille/Gesichtsschutz tragen.
S40 Fußboden und verunreinigte Gegenstände mit......reinigen (vom Hersteller anzugeben).
S41 Explosions- und Brandgase nicht einatmen.
S42 Beim Räuchern/Versprühen geeignetes Atemschutzgerät anlegen (geeignete Bezeichnung(en) vom Hersteller anzugeben).
S43 Zum Löschen......(vom Hersteller anzugeben) verwenden (wenn Wasser die Gefahr erhöht, anfügen: Kein Wasser verwenden).
S45 Bei Unfall oder Unwohlsein sofort Arzt zuziehen (wenn möglich, dieses Etikett vorzeigen).
S46 Bei Verschlucken sofort ärztlichen Rat einholen und Verpackung oder Etikett vorzeigen.
S47 Nicht bei Temperaturen über......°C aufbewahren (vom Hersteller anzugeben).
S48 Feucht halten mit...(geeignetes Mittel vom Hersteller anzugeben).
S49 Nur im Originalbehälter aufbewahren.
S50 Nicht mischen mit......(vom Hersteller anzugeben).
S51 Nur in gut gelüfteten Bereichen verwenden.
S52 Nicht großflächig für Wohn- und Aufenthaltsräume zu verwenden.
S53 Exposition vermeiden - vor Gebrauch besondere Anweisungen einholen.
S56 Diesen Stoff und seinen Behälter der Problemabfallentsorgung zuführen.

S57 Zur Vermeidung einer Kontamination der Umwelt geeigneten Behälter verwenden.

S59 Information zur Wiederverwendung/Wiederverwertung beim Hersteller/Lieferanten erfragen.

S60 Dieser Stoff und sein Behälter sind als gefährlicher Abfall zu entsorgen.

S61 Freisetzung in die Umwelt vermeiden. Besondere Anweisungen einholen/Sicherheitsdatenblatt zu Rate ziehen.

S62 Bei Verschlucken kein Erbrechen herbeiführen. Sofort ärztlichen Rat einholen und Verpackung oder dieses Etikett vorzeigen.

S63 Bei Unfall durch Einatmen: Verunfallten an die frische Luft bringen und ruhigstellen.

S64 Bei Verschlucken Mund mit Wasser ausspülen (nur wenn Verunfallter bei Bewußtsein ist).

6.3 Abkürzungen

µl	Mikroliter
3D	dreidimensional
4-Hydroxy-TEMPO	4-Hydroxy-2,2,6,6-tetramethylpiperidinoxyl
8-iso-PGD$_2$	8-iso-Prostaglandin D$_2$
8-iso-PGF$_{2\alpha}$	8-iso-Prostaglandin F$_{2\alpha}$
8-OHdG	8-Hydroxy-2´-deoxyguanosin
8-oxodG	8-oxo-7,8-dihydro-2´-deoxyguanosin
AC	Adenylylcyclase
ACh	Acetylcholin
ADF	Aktin depolymerisierender Faktor
Akt/PKB	Proteinkinase B
Amp(R)	Ampicillin-Resistenz
Ang1	Angiopoietin-1
AP-1	*Activating Protein-1*
APS	Ammoniumpersulfat
AS	Aminosäure
bFGF	*basic Fibroblast Growth Factor*
BH$_4$	5,6,7,8-Tetrahydrobiopterin
bp	Basenpaare
BSA	Bovines Serumalbumin
cAMP	cyclisches Adenosinmonophosphat

Cdc42	*Cell Division Cycle 42*
cDNA	*complementary* DNA
CO	Kohlenstoffmonoxid
COPD	*Chronic Obstructive Pulmonary Disease*
COX	Cyclooxygenase
c-Src	*cellular Sarcoma*
DAG	Diacylglycerol
DEPC	Diethylpyrocarbonat
DMEM	Dulbecco's Modified Eagle Medium
DMSO	Dimethylsufoxid
DMT1	*Divalent Metal Transporter 1*
DNA	*Deoxyribonucleic Acid*, Desoxyribonukleinsäure
dNTPs	Desoxynucleotidtriphosphate
DTT	Dithiothreitol
E. coli	*Escherichia coli*
EDTA	Ethylendiamintetraessigsäure
eIF4E	*Eukaryotic Initiation Factor 4E*
eNOS, NOS3	endotheliale NO-Synthase
Erk1/2	*Extracellular-regulated Kinase 1/2*
ET-1	Endothelin-1
f1 ori	Replikationsursprung der f1 (*filamentous*) Bakteriophage
FBS/FCS	*Fetal Bovine Serum / Fetal Calf Serum*
Flk-1	*Foetal Liver Kinase-1*, VEGFR2 (siehe auch KDR)
Flt-1	*Fms-like-Tyrosine Kinase-1*, VEGFR1
Flt-4	*Fms-like-Tyrosine Kinase-4*, VEGFR3
for	*forward* 5´-3´ Primer
FRET	*Fluorescence Resonance Energy Transfer*
g	Erdschwerebeschleunigung
GAPDH	Glycerinaldehyd-3-phosphat-Dehydrogenase
GC-MS	Gaschromatographie-Massenspektrometrie
GPCR	*G Protein-Coupled Receptor*, G-Protein-gekoppelter Rezeptor
GPx	Glutathionperoxidase
GSH, GSSG	Glutathion, Glutathiondisulfid

GTP	Guanosintriphosphat
H_2O_2	Wasserstoffperoxid
HDMEC	*Human Dermal Microvascular Endothelial Cells*
HEK293-Zellen	*Human Embryonic Kidney*-Zellen
Hepcidin	*Hepatic Bactericidal Protein*
HH	hereditäre Hämochromatose
HNE	4-Hydroxynonenal
HO	Hämoxygenase
HO•	Hydroxyl-Radikale
HO_2•	Hydroperoxyl-Radikal
HOCl	hypochlorige Säure
HPLC	hochauflösende Flüssigkeitschromatographie
HRE	*Hypoxia Response Element*
HRP	*Horseradish Peroxidase*, Meerrettichperoxidase
HUVEC	*Human Umbilical Vein Endothelial Cells*
IF-γ	Interferon-γ
IGF-1	*Insulin-like Growth Factor-1*
IL-1β/-8	Interleukin-1β/-8
IMA	*Internal Mammarian Arteria, Arteria mammaria interna*, innere Brustkorbarterie
iNOS, NOS2	induzierbare NO-Synthase
IP_3	Inositol-1,4,5-triphosphat
IsoP, iP	Isoprostan
JNK	c-Jun N-terminale Kinasen
KDR	*Kinase Domain Region*, VEGFR2
KG	Körpergewicht
KHK	Koronare Herzkrankheit
LC-MS	Flüssigkeitschromatographie-Massenspektrometrie
LIMK	LIM Kinase
LOX	Lipoxygenasen
MAPK	*Mitogen-Activated Protein Kinase*
MBS	*Myosin Binding Side*
MDA	Malondialdehyd
min	Minute

ml	Milliliter
MLC	*Myosin Light-Chain*
MLCK	*Myosin Light-Chain* Kinase, auch MYLK
MLCP	*Myosin Light-Chain* Phosphatase
MMP	Matrix-Metalloproteinase
MOPS	3-[N-Morholino]-Propansulfonsäure
MPO	Myeloperoxidase
mRNA	*messenger* Ribonukleinsäure
NADPH	Nicotinsäureamid-Adenin-Dinukleotid-Phosphat
Neo(R)	Neomycin/Geneticin-Resistenz
NF-κB	*Nuclear Factor-KappaB*
nNOS, NOS1	neuronale NO-Synthase
NO•	Stickstoffmonoxid
NRP	Neuropilin
NTBI	*Non-Transferrin-Bound Iron*, nicht-Transferrin-gebundenes Eisen
O_2	Molekularer Sauerstoff
$O_2^{•-}$	Superoxid-Anion
OD	Optische Dichte
PAF	*Platelet Activating Factor*, Plättchenaktivierender Faktor
PAK	p21-aktivierte Proteinkinase
PAS(-Färbung)	*Periodic Acid-Schiff*(-Färbung)
PBS	*Phosphate Buffered Saline*
PCR	*Polymerase Chain Reaction,* Polymerase-Kettenreaktion
PDGF	*Platelet-Derived Growth Factor*
Pen/Strep	Penicillin/Streptomycin
PFA	Paraformaldehyd
PG	Prostaglandin
PGF_2	Prostaglandin F_2
Phe	Phenylephrin
PI3K	Phosphoinositid-3-Kinase
PIP_2	Phosphatidylinositol-4,5-bisphosphat
PIP_3	Phosphatidylinositol-3,4,5-trisphosphat
PKA/C	Proteinkinase A/C

PKB/Akt	Proteinkinase B
PLC	Phospholipase C
PlGF	*Placental Growth Factor*
PP	Phytoprostane
PTEN	*Phosphatase and Tensin Homologue Deleted on Chromosome Ten*
PTPase	Protein-Tyrosin Phosphatase
qRT-PCR	quantitative *Real Time-Polymerase Chain Reaction*
Rac	*Ras-related C3 Botulinum Substrate*
Raf	*Rat Fibrosarcoma*
Ras	*Rat Sarcoma*
rev	*reverse* 3´-5´Primer
Rho	*Ras Homologue*
RNA	*Ribonucleic Acid*, Ribonukleinsäure
RNS	*Reactive Nitrogen Species*, reaktive Stickstoffspezies
ROCK1/2	*Rho-associated Kinase,* Rho Kinase 1 und 2
ROO•	Peroxylradikal
ROS	*Reactive Oxygen Species*, reaktive Sauerstoffspezies
rpm	*revolutions per minute*; Umdrehungen pro Minute
RT	Raumtemperatur
RTK	Rezeptortyrosinkinase
SDS	*Sodium Dodecylsulfate,* Natriumdodecylsulfat
SDS-PAGE	*Sodium Dodecylsulfate Polyacrylamide Gel Electrophoresis*, Natriumdodecylsulfat-Polyacrylamidgelelektrophorese
sec	Sekunden
sGC	*soluble Guanylate Cyclase,* lösliche Guanylylcyclase
SNP	*Sodium Nitroprusside,* Nitroprussid-Natrium
SOD	Superoxid-Dismutase
SSH	Slingshot-Phosphatase
TAE-Puffer	Tris-Acetat-EDTA-Puffer
Taq	*Thermus aquaticus*
TBS	*Tris Buffered Saline*, Tris-gepufferte Salzlösung
TBXA2Rvar1/β	*Homo sapiens thromboxane A2 receptor, transcript variant 1/β* (mRNA, cDNA)

TBXA2Rvar2/α	*Homo sapiens thromboxane A2 receptor, transcript variant 2/α* (mRNA, cDNA)
TEMED	Tetramethylethylendiamin
TMH-Ferrozen	(3,5,5-Trimethylhexanoyl)-Ferrozen
TNF-α	Tumornekrosefaktor-α
TP-Rezeptor	*Thromboxane Prostanoid* / Thromboxan A_2-Rezeptor
TPα	Thromboxan A_2-Rezeptor Isoform α (Protein)
TPβ	Thromboxan A_2-Rezeptor Isoform β (Protein)
TRIS	Tris(hydroxymethyl)-aminomethan
TxA_2	Thromboxan A_2
U	*Unit,* Enzymeinheit
VEGF	*Vascular Endothelial Growth Factor*
VEGFR	VEGF-Rezeptor
VSMC	*Vascular Smooth Muscle Cells*, glatte Gefäßmuskelzellen

6.4 Abbildungsverzeichnis

Abb. 1: Entstehung und Abbau von ROS und ihre Folgen.. 2

Abb. 2: Haber-Weiss-Reaktion. 3

Abb. 3: Oxidationsprodukte der Arachidonsäure. 10

Abb. 4: Oxidationsprodukte der α-Linolensäure. 13

Abb. 5: Biologische Aktivität von 8-iso-$PGF_{2α}$. 17

Abb. 6: TP-Rezeptor-Signalwege im Überblick. 20

Abb. 7: mRNA- und Proteinsequenzen der Splice-Varianten des TP-Rezeptors. 22

Abb. 8: Schritte der Angiogenese. 24

Abb. 9: Die Signalwege des VEGF-Rezeptors 2 (VEGFR2). 26

Abb. 10: Die Rho-GTPasen und ihre nachgeschalteten Effektormoleküle im Rahmen des Aktin- und Myosinaufbaus. 28

Abb. 11: Phosphorylierungszyklus des Cofilin. 30

Anhang

Abb. 12: Schematische Darstellung des (A) pcDNA3.1(+)-TBXA2Rvar2/α- und des (B) pcDNA3-TBXA2Rvar1/β-Plasmids 38

Abb. 13: Schematische Darstellung des pCMV6-XL4-TBXA2Rvar1/β-Mutante-Plasmids 38

Abb. 14: Chemotaxiskammer für Migrationsassay nach Boyden. 42

Abb. 15: Modell der Endothelorganisation und –differenzierung in dreidimensionalen Sphäroiden. 46

Abb. 16: Organbad. 60

Abb. 17: Verlauf einer endothelabhängigen Dilatation nach Kontraktion durch Phenylephrin (*A. thoracica*, Ratte). 61

Abb. 18: Invasive Blutdruckmessung. 63

Abb. 19: (A) *Tail cuff*-Plethysmographie als nicht-invasive Messmethode des systolischen Blutdrucks, (B) Stoffwechselkäfig zur Sammlung des 24 h-Urins. 67

Abb. 20: Klonierungsstrategie des Plasmids zur Überexpression einer TPβ-Mutante. 72

Abb. 21: Kontrollverdau der eingesetzten Plasmide.. 72

Abb. 22: Schematische Darstellung der Sequenzierungsergebnisse der TBXA2Rvar1/β-Plasmide. 74

Abb. 23: Qualitativer Nachweis des TP-Rezeptors mittels klassischer PCR.... 76

Abb. 24: Standardkurven der verschiedenen TBXA2R-Variantenspezifischen qRT-PCR-*Assays* (Fa. Tib Molbiol) im Vergleich mit dem *pre-designed* TaqMan® Gene Expression Assay der Firma Applied Biosystems (Hs00169054_m1). 78

Abb. 25: Quantitativer Nachweis der TP-Rezeptor-Überexpression in HEK293-Zellen mittels qRT-PCR. 80

Abb. 26: Nachweis der Überexpression der TP-Rezeptor-Isoformen auf Proteinebene.. 82

Abb. 27: Qualitativer Nachweis des TP-Rezeptors in den Endothelzellen mittels klassischer PCR. 83

Abb. 28: Qualitativer Nachweis von RhoA und seinen Downstream-Targets...84

Abb. 29: Effekt einiger Isoprostane der 15er- und 5er-Serie auf die VEGF-induzierte Migration von HDMECs. 86

Abb. 30: Effekt einiger B_1-Phytoprostane auf die VEGF-induzierte Migration von HDMECs..86

Abb. 31: Effekt einiger F_1-Phytoprostane auf die VEGF-induzierte Migration von HDMECs..88

Abb. 32: Induktion des *Sproutings* von HUVECs durch die Wachstumsfaktoren VEGF und bFGF...90

Abb. 33: Effekt von U-46619 bzw. 8-iso-$PGF_{2\alpha}$ (je 3×10^{-5} M) auf das VEGF (50 ng/ml)-induzierte *Sprouting* von HUVECs. 91

Abb. 34: Effekt von U-46619 bzw. 8-iso-$PGF_{2\alpha}$ (je 3×10^{-6} M) auf das VEGF (20 ng/ml)-induzierte *Sprouting* von HUVECs. 92

Abb. 35: Effekt von 8-iso-$PGF_{2\alpha}$ auf das bFGF (25 ng/ml)-induzierte *Sprouting* von HUVECs. 93

Abb. 36: Effekt einiger F_2-Isoprostane der 5er-Serie auf das VEGF (20 ng/ml)-induzierte *Sprouting* von HUVECs. 94

Abb. 37: Effekt von 8-iso-PGD_2 auf das VEGF-induzierte Sprouting von HUVECs. 95

Abb. 38: Untersuchung des RhoA/ROCK-Signalweges und *Downstream-Targets* im VEGF-induzierten *Sprouting*...96

Abb. 39: Einfluss des antimitotischen Agens Nocodazol (10^{-6} M) auf das VEGF (20 ng/ml)-induzierte *Sprouting*. 97

Abb. 40: Einfluss der Rho Kinase-Inhibitoren Y-27632 und H-1152 und des MLC Kinase-Inhibitors ML-7 auf den anti-angiogenen Effekt der TP-Rezeptor-Agonisten U-46619 und 8-iso-$PGF_{2\alpha}$. 98

Anhang

Abb. 41: Einfluss des PTEN-Inhibitors bpV(HOpic) auf den anti-angiogenen Effekt der TP-Rezeptor-Agonisten U-46619 und 8-iso-PGF$_{2\alpha}$. 99

Abb. 42: Einfluss der kombinierten Hemmung mehrerer Targets auf den anti-angiogenen Effekt von 8-iso-PGF$_{2\alpha}$. 100

Abb. 43: Konzentrations-Wirkungskurve von Taxol auf das VEGF (20 ng/ml)-induzierte *Sprouting* von HUVECs. 102

Abb. 44: Einfluss von Taxol auf den anti-angiogenen Effekt der TP-Rezeptor-Agonisten U-46619 und 8-iso-PGF$_{2\alpha}$. 103

Abb. 45: Akt (Ser473)-, S6 Ribosomal Protein (Ser235/236)-, Erk1/2 (Thr202/Tyr204; p44/42 MAP Kinase)- und p90RSK (Ser380)-Phosphorylierung nach Aktivierung der TP-Rezeptor-Isoformen durch verschiedene 8-iso-PGF$_{2\alpha}$-Konzentrationen (10^{-7} und 10^{-5} M). 105

Abb. 46: Erk1/2-Phosphorylierung durch 8-iso-PGF$_{2\alpha}$ durch die verschiedenen TP-Rezeptor-Isoformen. 107

Abb. 47: *S6 Ribosomal Protein*-Phosphorylierung durch 8-iso-PGF$_{2\alpha}$ durch die verschiedenen TP-Rezeptor-Isoformen. 109

Abb. 48: Cofilin-Phosphorylierung in HEK-TPα nach Stimulation durch U-46619 bzw. 8-iso-PGF$_{2\alpha}$ (je 10^{-5} M). 110

Abb. 49: Cofilin-Phosphorylierung in HEK-TPβ nach Stimulation durch U-46619 bzw. 8-iso-PGF$_{2\alpha}$ (je 10^{-5} M). 111

Abb. 50: Cofilin-Phosphorylierung in HEK-TPβ-Mutante nach Stimulation durch U-46619 bzw. 8-iso-PGF$_{2\alpha}$ (je 10^{-5} M). 112

Abb. 51: Effekt einiger F$_2$-Isoprostane der 5er- (A,B) und 15er- (C) Serie auf die Gefäßaktivität in Ratte und Mensch. 114

Abb. 52: Effekt verschiedener B$_1$- und F$_1$-Phytoprostane auf die Gefäßaktivität einer *A. thoracica*, Ratte. 116

Abb. 53: Invasive Blutdruckmessung. 119

Abb. 54: Unterschiede in (A) Körpergewicht, (B) Lebergewicht und (C) Leber-/Körpergewicht unter Kontroll- und eisenhaltiger Diät............ 120

Abb. 55: Endothel-abhängige und –unabhängige Dilatation der *Aorta thoracica* der männlichen Wistar Han IGS (A) und weiblichen Wistar (B) Ratten. 122

Abb. 56: (A) Lebereisengehalt, (B) Blutdruck (*Tail cuff*-Plethysmographie) und (C) 8-iso-PGF$_{2\alpha}$ im 24h-Urin als Marker für Oxidativen Stress. . 123

Abb. 57: (A) Nieren-/Körpergewicht, (B) Albuminausscheidung im 24h-Urin und (C) SDS-PAGE vom 24h-Urin der männlichen Wistar Han IGS Ratten. 125

Abb. 58: PAS-Färbung der Nieren der männlichen Wistar Han IGS Ratten .. 126

Abb. 59: Berliner Blau-Färbung der Nieren der männlichen Wistar Han IGS Ratten. 127

Abb. 60: Relative Genexpression einiger am Oxidativen Stress beteiligter Enzyme in den Nieren der männlichen Wistar Han IGS Ratten. 128

Abb. 61: Bedeutung von Cofilin in der Hemmung der VEGF-induzierten Angiogenese durch Isoprostane. 145

Abb. 62: Bedeutung von *Myosin Light Chain* (MLC) in der Hemmung der VEGF-induzierten Angiogenese durch Isoprostane. 147

Abb. 63: Bedeutung von PTEN in der Hemmung der VEGF-induzierten Angiogenese durch Isoprostane. 149

6.5 Tabellenverzeichnis

Tab. 1: Nomenklatur der Regioisomere der F$_2$-Isoprostane 12

Tab. 2: Erkrankungen, die durch Messung von F$_2$-Isoprostanen mit erhöhtem Oxidativem Stress in Verbindung gebracht werden 14

Tab. 3: Vorkommen des TP-Rezeptors. 18

Tab. 4: Temperaturprogramm der Reversen Transkription 49

Tab. 5: Temperaturprogramm der Klassischen PCR. 50

Tab. 6: Primer für Klassische PCR. 50

Tab. 7: *Gene Expression Assay* für qRT-PCR zum spezifischen Nachweis der Transkriptionsvarianten des TP-Rezeptors (Fa. Tib Molbiol)....... 52

Tab. 8: Temperaturprogramm der qRT-PCR... 53

Tab. 9: 1. Antikörper... 57

Tab. 10: 2. Antikörper.. 58

Tab. 11: Versuchsgruppen Wistar Han IGS Ratten, männlich. 64

Tab. 12: Versuchsgruppen Wistar Ratten, weiblich... 65

6.6 Publikationen

Teile der folgenden Arbeit wurden in folgenden Kongressbeiträgen veröffentlicht:

Henrike Arnold, Edzard Schwedhelm, Anke Gnann, Thierry Durand, Günter Helmchen, Rainer H Böger. Effect of Three 5-series Isoprostanes (5-F_{2t}-IsoP, 5-*epi*-5-F_{2t}-IsoP and *ent*-5-F_{2c}-IsoP) on Vasoconstriction, Angiogenesis, and VEGF-induced Endothelial Cell Migration. Jahrestagung der Deutschen Pharmazeutischen Gesellschaft (DPhG), Jena, 28. September-1. Oktober 2009

Henrike Arnold, Kirsten Gerken, Peter Nielsen, Ulrich Wenzel, Rainer H Böger, Edzard Schwedhelm. Effects of Iron Overload-induced Oxidative Stress. 78th European Atherosclerosis Society (EAS) Congress, Hamburg, 20.-23. Juni 2010

Henrike Arnold, Ralf A Benndorf, Rainer H Böger, Edzard Schwedhelm. The Isoprostane 8-iso-$PGF_{2\alpha}$ Influences Actin Dynamics Through Cofilin-Phosphorylation via RhoA/ROCK-Signaling. 77. Jahrestagung der Deutschen Gesellschaft für Experimentelle und Klinische Pharmakologie und Toxikologie e.V. (DGPT), Frankfurt, 30.3.-1.04.2011

7 Literaturverzeichnis

Abe T, Takeuchi K, Takahashi N, Tsutsumi E, Taniyama Y, Abe K. Rat kidney thromboxane receptor: molecular cloning, signal transduction, and intrarenal expression localization. *J Clin Invest.* 1995;96(2):657-64.

Acosta Cazal MC, Fortepiani LA, Santacruz F, Reckelhoff JF. Gender difference in response to thromboxane A2/prostaglandin H2 receptor antagonism in spontaneously hypertensive rats. *Gend Med.* 2004;1(2):100-5.

Aepfelbacher M, Essler M, Huber E, Sugai M, Weber PC. Bacterial toxins block endothelial wound repair. Evidence that Rho GTPases control cytoskeletal rearrangements in migrating endothelial cells. *Arterioscler Thromb Vasc Biol.* 1997;17(9):1623-9.

Aessopos A, Farmakis D, Karagiorga M, Voskaridou E, Loutradi A, Hatziliami A, Joussef J, Rombos J, Loukopoulos D. Cardiac involvement in thalassemia intermedia: a multicenter study. *Blood.* 2001;97(11):3411-6.

Akata T. General anesthetics and vascular smooth muscle: direct actions of general anesthetics on cellular mechanisms regulating vascular tone. *Anesthesiology.* 2007;106(2):365-91.

Aktories K, Förstermann U, Hofmann F, Starke K. Allgemeine und spezielle Pharmakologie und Toxikologie begründet von W.Forth, D.Hentschler, W.Rummel. 9.Auflage, 2005; Kapitel 33.1 Eisenstoffwechsel.

Anjum R, Blenis J. The RSK family of kinases: emerging roles in cellular signalling. *Nat Rev Mol Cell Biol.* 2008;9(10):747-58.

Audoly LP, Rocca B, Fabre JE, Koller BH, Thomas D, Loeb AL, Coffmann TM, FitzGerald GA. Cardiovascular responses to the isoprostanes $iPF_{2\alpha}$-III and iPE_2-III are mediated via the thromboxane A_2 receptor in vivo. *Circulation.* 2000;101(24):2833-40.

Basu S, Whiteman M, Mattey DL, Halliwell B. Raised levels of F_2-isoprostanes and prostaglandin $F_{2\alpha}$ in different rheumatic diseases. *Ann Rheum Dis.* 2001;60(6):627-31.

Becker KP, Garnovskaya M, Gettys T, Halushka PV. Coupling of thromboxane A2 receptor isoforms to Galpha13: effects on ligand binding and signalling. *Biochim Biophys Acta.* 1999;1450(3):288-96.

Benndorf RA, Schwedhelm E, Gnann A, Taheri R, Kom G, Didié M, Steenpass A, Ergün S, Böger RH. Isoprostanes inhibit vascular endothelial growth factor-induced endothelial cell migration, tube formation, and cardiac vessel sprouting in vitro, as well as angiogenesis in vivo via activation of the thromboxane A(2) receptor: a potential link between oxidative stress and impaired angiogenesis. *Circ Res.* 2008;103(9):1037-46.

Bjornsti MA, Houghton PJ. The TOR pathway: a target for cancer therapy. *Nat Rev Cancer.* 2004;4(5):335-48.

Borg C, Lim CT, Yeomans DC, Dieter JP, Komiotis D, Anderson EG, Le Breton GC. Purification of rat brain, rabbit aorta, and human platelet thromboxane A2/prostaglandin H2 receptors by immunoaffinity chromatography employing anti-peptide and anti-receptor antibodies. *J Biol Chem.* 1994;269(8):6109-16.

Bresnahan BA, Le Breton GC, Lianos EA. Localization of authentic thromboxane A2/prostaglandin H2 receptor in the rat kidney. *Kidney Int.* 1996;49(5):1207-13.

Bryan BA, Dennstedt E, Mitchell DC, Walshe TE, Noma K, Loureiro R, Saint-Geniez M, Campaigniac JP, Liao JK, D'Amore PA. RhoA/ROCK signaling is essential for multiple aspects of VEGF-mediated angiogenesis. *FASEB J.* 2010;24(9):3186-95.

Cai H, Harrison DG. Endothelial dysfunction in cardiovascular diseases: the role of oxidant stress. *Circ Res.* 2000;87(10):840-4.

Carmeliet P. Angiogenesis in health and disease. *Nat Med.* 2003;9(6):653-60.

Carmeliet P. Angiogenesis in life, disease and medicine. *Nature.* 2005;438(7070):932-6.

Carmeliet P. Mechanisms of angiogenesis and arteriogenesis. *Nat Med.* 2000;6(4):389-95.

Ciabattoni G, Davì G, Collura M, Iapichino L, Pardo F, Ganci A, Romagnoli R, Maclouf J, Patrono C. In vivo lipid peroxidation and platelet activation in cystic fibrosis. *Am J Respir Crit Care Med.* 2000;162(4 Pt 1):1195-201.

Clempus RE, Griendling KK. Reactive oxygen species signaling in vascular smooth muscle cells. *Cardiovasc Res.* 2006;71(2):216-25.

Conway EM, Collen D, Carmeliet P. Molecular mechanisms of blood vessel growth. *Cardiovasc Res.* 2001;49(3):507-21.

Cracowski JL, Cracowski C, Bessard G, Pepin JL, Bessard J, Schwebel C, Stanke-Labesque F, Pison C. Increased lipid peroxidation in patients with pulmonary hypertension. *Am J Respir Crit Care Med.* 2001;164(6):1038-42.

Cracowski JL, Durand T, Bessard G. Isoprostanes as a biomarker of lipid peroxidation in humans: physiology, pharmacology and clinical implications. *Trends Pharmacol Sci.* 2002;23(8):360-6.

Cracowski JL, Stanke-Labesque F, Devillier P, Chavanon O, Hunt M, Souvignet C, Bessard G. Human internal mammary artery contraction by isoprostaglandin $f_{2\alpha}$ type-III [8-iso-prostaglandin $F_{2\alpha}$]. *Eur J Pharmacol.* 2000a;397(1):161-8.

Cracowski JL, Tremel F, Marpeau C, Baguet JP, Stanke-Labesque F, Mallion JM, Bessard G. Increased formation of F_2-isoprostanes in patients with severe heart failure. *Heart.* 2000b;84(4):439-40.

Dalle-Donne I, Rossi R, Colombo R, Giustarini D, Milzani A. Biomarkers of oxidative damage in human disease. *Clin Chem.* 2006;52(4):601-23.

Daray FM, Minvielle AI, Puppo S, Rothlin RP. Vasoconstrictor effects of 8-iso-prostaglandin E2 and 8-iso-prostaglandin $F_{2\alpha}$ on human umbilical vein. *Eur J Pharmacol.* 2004;499(1-2):189-95.

Davi G, Alessandrini P, Mezzetti A, Minotti G, Bucciarelli T, Costantini F, Cipollone F, Bon GB, Ciabattoni G, Patrono C. In vivo formation of 8-Epi-prostaglandin $F_{2\alpha}$ is increased in hypercholesterolemia. *Arterioscler Thromb Vasc Biol.* 1997;17(11):3230-5.

Davì G, Ciabattoni G, Consoli A, Mezzetti A, Falco A, Santarone S, Pennese E, Vitacolonna E, Bucciarelli T, Costantini F, Capani F, Patrono C. In vivo formation of 8-iso-prostaglandin $f_{2\alpha}$ and platelet activation in diabetes mellitus: effects of improved metabolic control and vitamin E supplementation. *Circulation.* 1999;99(2):224-9.

Davì G, Guagnano MT, Ciabattoni G, Basili S, Falco A, Marinopiccoli M, Nutini M, Sensi S, Patrono C. Platelet activation in obese women: role of inflammation and oxidant stress. *JAMA.* 2002;288(16):2008-14.

Davies KJ, Delsignore ME, Lin SW. Protein damage and degradation by oxygen radicals. II. Modification of amino acids. *J Biol Chem.* 1987;262(20):9902-7.

Delanty N, Reilly MP, Pratico D, Lawson JA, McCarthy JF, Wood AE, Ohnishi ST, Fitzgerald DJ, FitzGerald GA. 8-epi $PGF_{2\alpha}$ generation during coronary reperfusion. A potential quantitative marker of oxidant stress in vivo. *Circulation.* 1997;95(11):2492-9.

Devaraj S, Hirany SV, Burk RF, Jialal I. Divergence between LDL oxidative susceptibility and urinary F_2-isoprostanes as measures of oxidative stress in type 2 diabetes. *Clin Chem.* 2001;47(11):1974-9.

Dogné JM, Hanson J, Pratico D. Thromboxane, prostacyclin and isoprostanes: therapeutic targets in atherogenesis. *Trends Pharmacol Sci.* 2005;26(12):639-44.

Dresow B, Petersen D, Fischer R, Nielsen P. Non-transferrin-bound iron in plasma following administration of oral iron drugs. *Biometals.* 2008;21(3):273-6.

Dröge W. Free radicals in the physiological control of cell function. *Physiol Rev.* 2002;82(1):47-95.

Dworski R, Murray JJ, Roberts LJ 2nd, Oates JA, Morrow JD, Fisher L, Sheller JR. Allergen-induced synthesis of F_2-isoprostanes in atopic asthmatics. Evidence for oxidant stress. *Am J Respir Crit Care Med.* 1999;160(6):1947-51.

Ellervik C, Tybjaerg-Hansen A, Appleyard M, Ibsen H, Nordestgaard BG. Haemochromatosis genotype and iron overload: association with hypertension and left ventricular hypertrophy. *J Intern Med.* 2010;268(3):252-64.

Enns CA. Pumping iron: the strange partnership of the hemochromatosis protein, a class I MHC homolog, with the transferrin receptor. *Traffic.* 2001;2(3):167-74.

Ferrara N, Gerber HP, LeCouter J. The biology of VEGF and its receptors. *Nat Med.* 2003;9(6):669-76.

Folco G, Granstrom E, Kindahl H. Albumin stabilizes thromboxane A_2. *FEBS Lett.* 1977;82:321–324.

Gaenzer H, Marschang P, Sturm W, Neumayr G, Vogel W, Patsch J, Weiss G. Association between increased iron stores and impaired endothelial function in patients with hereditary hemochromatosis. *J Am Coll Cardiol.* 2002;40(12):2189-94.

Gallet C, Blaie S, Lévy-Toledano S, Habib A. Epidermal-growth-factor receptor and metalloproteinases mediate thromboxane A2-dependent extracellular-signal-regulated kinase activation. *Biochem J.* 2003;371(Pt 3):733-42.

Ganz T. Hepcidin in iron metabolism. *Curr Opin Hematol.* 2004;11(4):251-4.

Gao Y, Yokota R, Tang S, Ashton AW, Ware JA. Reversal of angiogenesis in vitro, induction of apoptosis, and inhibition of AKT phosphorylation in endothelial cells by thromboxane A_2. *Circ Res.* 2000;87(9):739-45.

Gerschmann R, Gilbert DL, Nye SW, Dwyer P, Fenn WO. Oxygen poisoning and x-irradiation: a mechanism in common. *Science.* 1954;119(3097):623-6.

Giulivi C, Traaseth NJ, Davies KJ. Tyrosine oxidation products: analysis and biological relevance. *Amino Acids.* 2003;25(3-4):227-32.

Gnann A. The Influence of Isoprostanes on Angiogenesis In Vitro. Doctoral thesis Faculty of Mathematics, Computer Science and Natural Sciences, Department of Chemistry, University of Hamburg. 2009; urn:nbn:de:gbv:18-40741.

Gniwotta C, Morrow JD, Roberts LJ 2nd, Kühn H. Prostaglandin F2-like compounds, F_2-isoprostanes, are present in increased amounts in human atherosclerotic lesions. *Arterioscler Thromb Vasc Biol.* 1997;17(11):3236-41.

Gong C, Stoletov KV, Terman BI. VEGF treatment induces signaling pathways that regulate both actin polymerization and depolymerization. *Angiogenesis.* 2004;7(4):313-21.

Gorovoy M, Niu J, Bernard O, Profirovic J, Minshall R, Neamu R, Voyno-Yasenetskaya T. LIM kinase 1 coordinates microtubule stability and actin polymerization in human endothelial cells. *J Biol Chem.* 2005;280(28):26533-42.

Gozzelino R, Jeney V, Soares MP. Mechanisms of cell protection by heme oxygenase-1. *Annu Rev Pharmacol Toxicol.* 2010;50:323-54.

Graham FL, Smiley J, Russell WC, Nairn R. Characteristics of a human cell line transformed by DNA from human adenovirus type 5. *J Gen Virol.* 1977;36(1):59-74.

Greco A, Minghetti L, Levi G. Isoprostanes, novel markers of oxidative injury, help understanding the pathogenesis of neurodegenerative diseases. *Neurochem Res.* 2000;25(9-10):1357-64.

Grune T, Reinheckel T, Davies KJ. Degradation of oxidized proteins in mammalian cells. *FASEB J.* 1997;11(7):526-34.

Habib A, FitzGerald GA, Maclouf J. Phosphorylation of the thromboxane receptor alpha, the predominant isoform expressed in human platelets. *J Biol Chem.* 1999;274(5):2645-51.

Habib A, Vezza R, Créminon C, Maclouf J, FitzGerald GA. Rapid, agonist-dependent phosphorylation in vivo of human thromboxane receptor isoforms. Minimal involvement of protein kinase C. *J Biol Chem.* 1997;272(11):7191-200.

Hanahan D. Studies on transformation of Escherichia coli with plasmids. *J Mol Biol.* 1983;166(4):557-80.

Hanson J, Dogné JM, Ghiotto J, Moray AL, Kinsella BT, Pirotte B. Design, synthesis, and SAR study of a series of N-alkyl-N'-[2-(aryloxy)-5-nitrobenzenesulfonyl]ureas and -cyanoguanidine as selective antagonists of the TPalpha and TPbeta isoforms of the human thromboxane A2 receptor. *J Med Chem.* 2007;50(16):3928-36.

Hausenloy DJ, Mocanu MM, Yellon DM. Cross-talk between the survival kinases during early reperfusion: its contribution to ischemic preconditioning. *Cardiovasc Res.* 2004;63(2):305-12.

Hirata M, Hayashi Y, Ushikubi F, Yokota Y, Kageyama R, Nakanishi S, Narumiya S. Cloning and expression of cDNA for a human thromboxane A2 receptor. *Nature.* 1991;349(6310):617-20.

Hirata T, Ushikubi F, Kakizuka A, Okuma M, Narumiya S. Two thromboxane A2 receptor isoforms in human platelets. Opposite coupling to adenylyl cyclase with different sensitivity to Arg60 to Leu mutation. *J Clin Invest.* 1996;97(4):949-56.

Hoang MV, Whelan MC, Senger DR. Rho activity critically and selectively regulates endothelial cell organization during angiogenesis. *Proc Natl Acad Sci U S A.* 2004;101(7):1874-9.

Holmes DS, Quigley M. A rapid boiling method for the preparation of bacterial plasmids. *Anal Biochem.* 1981;114(1):193-7.

Holmes K, Roberts OL, Thomas AM, Cross MJ. Vascular endothelial growth factor receptor-2: structure, function, intracellular signalling and therapeutic inhibition. *Cell Signal.* 2007;19(10):2003-12.

Honma S, Saika M, Ohkubo S, Kurose H, Nakahata N. Thromboxane A2 receptor-mediated G12/13-dependent glial morphological change. *Eur J Pharmacol.* 2006;545(2-3):100-8.

Hou X, Roberts LJ 2nd, Gobeil F Jr, Taber D, Kanai K, Abran D, Brault S, Checchin D, Sennlaub F, Lachapelle P, Varma D, Chemtob S. Isomer-specific contractile effects of a series of synthetic f_2-isoprostanes on retinal and cerebral microvasculature. *Free Radic Biol Med.* 2004;36(2):163-72.

Huang JS, Ramamurthy SK, Lin X, Le Breton GC. Cell signalling through thromboxane A2 receptors. *Cell Signal.* 2004;16(5):521-33.

Huang TY, DerMardirossian C, Bokoch GM. Cofilin phosphatases and regulation of actin dynamics. *Curr Opin Cell Biol.* 2006;18(1):26-31.

Ikizler TA, Morrow JD, Roberts LJ, Evanson JA, Becker B, Hakim RM, Shyr Y, Himmelfarb J. Plasma F_2-isoprostane levels are elevated in chronic hemodialysis patients. *Clin Nephrol.* 2002;58(3):190-7.

Imbusch R, Mueller MJ. Formation of isoprostane F_2-like compounds (phytoprostanes F_1) from α-linolenic acid in plants. *Free Radic Biol Med.* 2000;28(5):720-6.

Jiang BH, Liu LZ. PI3K/PTEN signaling in tumorigenesis and angiogenesis. *Biochim Biophys Acta.* 2008;1784(1):150-8.

Kanno S, Oda N, Abe M, Terai Y, Ito M, Shitara K, Tabayashi K, Shibuya M, Sato Y. Roles of two VEGF receptors, Flt-1 and KDR, in the signal transduction of VEGF effects in human vascular endothelial cells. *Oncogene.* 2000;19(17):2138-46.

Katugampola SD, Davenport AP. Thromboxane receptor density is increased in human cardiovascular disease with evidence for inhibition at therapeutic concentrations by the AT_1 receptor antagonist losartan. *Br J Pharmacol.* 2001;134(7):1385-92.

Kauser K, Rubanyi GM. Gender difference in endothelial dysfunction in the aorta of spontaneously hypertensive rats. *Hypertension.* 1995;25(4 Pt 1):517-23.

Kawasome H, Papst P, Webb S, Keller GM, Johnson GL, Gelfand EW, Terada N. Targeted disruption of p70(s6k) defines its role in protein synthesis and rapamycin sensitivity. *Proc Natl Acad Sci U S A.* 1998;95(9):5033-8.

Keaney JF Jr, Larson MG, Vasan RS, Wilson PW, Lipinska I, Corey D, Massaro JM, Sutherland P, Vita JA, Benjamin EJ; Framingham Study. Obesity and systemic oxidative stress: clinical correlates of oxidative stress in the Framingham Study. *Arterioscler Thromb Vasc Biol.* 2003;23(3):434-9.

Kehrer JP. The Haber-Weiss reaction and mechanisms of toxicity. *Toxicology.* 2000;149(1):43-50.

Kelley LP, Kinsella BT. The role of N-linked glycosylation in determining the surface expression, G protein interaction and effector coupling of the α isoform of the human thromboxane A_2 receptor. *Biochim Biophys Acta.* 2003;1621(2):192-203.

Khasawneh FT, Huang JS, Mir F, Srinivasan S, Tiruppathi C, Le Breton GC. Characterization of isoprostane signaling: evidence for a unique coordination profile of 8-iso-$PGF_{2\alpha}$ with the thromboxane A_2 receptor, and activation of a separate cAMP-dependent inhibitory pathway in human platelets. *Biochem Pharmacol.* 2008;75(12):2301-15.

Kiechl S, Aichner F, Gerstenbrand F, Egger G, Mair A, Rungger G, Spögler F, Jarosch E, Oberhollenzer F, Willeit J. Body iron stores and presence of carotid atherosclerosis. Results from the Bruneck Study. *Arterioscler Thromb.* 1994;14(10):1625-30.

Kimura K, Ito M, Amano M, Chihara K, Fukata Y, Nakafuku M, Yamamori B, Feng J, Nakano T, Okawa K, Iwamatsu A, Kaibuchi K. Regulation of myosin phosphatase by Rho and Rho-associated kinase (Rho-kinase). *Science.* 1996;273(5272):245-8.

Kinsella BT, O'Mahony DJ, Fitzgerald GA. The human thromboxane A_2 receptor α isoform (TP α) functionally couples to the G proteins Gq and G11 in vivo and is activated by the isoprostane 8-epi prostaglandin $F_{2\alpha}$. *J Pharmacol Exp Ther.* 1997;281(2):957-64.

Klipstein-Grobusch K, Koster JF, Grobbee DE, Lindemans J, Boeing H, Hofman A, Witteman JC. Serum ferritin and risk of myocardial infarction in the elderly: the Rotterdam Study. *Am J Clin Nutr* 1999;69(6):1231-6.

Kom GD, Schwedhelm E, Nielsen P, Böger RH. Increased urinary excretion of 8-iso-prostaglandin $F_{2\alpha}$ in patients with HFE-related hemochromatosis: A case-control study. *Free Radic Biol Med.* 2006;40(7):1194-200.

Kom GD. Isoprostanes and Phospholipases, Markers and Mediators of Oxidative Stress. Doctoral thesis Faculty of Mathematics, Computer Science and Natural Sciences, Department of Chemistry, University of Hamburg. 2007; urn:nbn:de:gbv:18-35060

Korff T, Augustin HG. Integration of endothelial cells in multicellular spheroids prevents apoptosis and induces differentiation. *J Cell Biol.* 1998;143(5):1341-52.

Kroll J, Epting D, Kern K, Dietz CT, Feng Y, Hammes HP, Wieland T, Augustin HG. Inhibition of Rho-dependent kinases ROCK I/II activates VEGF-driven retinal neovascularization and sprouting angiogenesis. *Am J Physiol Heart Circ Physiol.* 2009;296(3):H893-9.

Kromer BM, Tippins JR. Coronary artery constriction by the isoprostane 8-epi prostaglandin $F_{2\alpha}$. *Br J Pharmacol.* 1996;119(6):1276-80.

Lai CF, Seshadri V, Huang K, Shao JS, Cai J, Vattikuti R, Schumacher A, Loewy AP, Denhardt DT, Rittling SR, Towler DA. An osteopontin-NADPH oxidase signaling cascade promotes pro-matrix metalloproteinase 9 activation in aortic mesenchymal cells. *Circ Res.* 2006;98(12):1479-89.

Leitinger N, Huber J, Rizza C, Mechtcheriakova D, Bochkov V, Koshelnick Y, Berliner JA, Binder BR. The isoprostane 8-iso-$PGF_{2\alpha}$ stimulates endothelial cells to bind monocytes: differences from thromboxane-mediated endothelial activation. *FASEB J.* 2001;15(7):1254-6.

Leslie NR, Downes CP. PTEN: The down side of PI 3-kinase signalling. *Cell Signal.* 2002;14(4):285-95.

Li Y, Kang JX, Leaf A. Differential effects of various eicosanoids on the production or prevention of arrhythmias in cultured neonatal rat cardiac myocytes. *Prostaglandins.* 1997;54(2):511-30.

Li Z, Dong X, Wang Z, Liu W, Deng N, Ding Y, Tang L, Hla T, Zeng R, Li L, Wu D. Regulation of PTEN by Rho small GTPases. *Nat Cell Biol.* 2005;7(4):399-404.

Liu C, Tazzeo T, Guy A, Durand T, Janssen LJ. Pharmacological actions of isoprostane metabolites and phytoprostanes in human and bovine pulmonary smooth muscles. *Prostaglandins Leukot Essent Fatty Acids.* 2007;76(1):57-64.

Madamanchi NR, Hakim ZS, Runge MS. Oxidative stress in atherogenesis and arterial thrombosis: the disconnect between cellular studies and clinical outcomes. *J Thromb Haemost* 2005; 3(2): 254-67

Maehama T, Dixon JE. The tumor suppressor, PTEN/MMAC1, dephosphorylates the lipid second messenger, phosphatidylinositol 3,4,5-trisphosphate. *J Biol Chem.* 1998;273(22):13375-8.

Maekawa M, Ishizaki T, Boku S, Watanabe N, Fujita A, Iwamatsu A, Obinata T, Ohashi K, Mizuno K, Narumiya S. Signaling from Rho to the actin cytoskeleton through protein kinases ROCK and LIM-kinase. *Science.* 1999;285(5429):895-8.

Mallat Z, Philip I, Lebret M, Chatel D, Maclouf J, Tedgui A. Elevated levels of 8-iso-prostaglandin $F_{2\alpha}$ in pericardial fluid of patients with heart failure: a potential role for in vivo oxidant stress in ventricular dilatation and progression to heart failure. *Circulation.* 1998;97(16):1536-9.

Marlière S, Cracowski JL, Durand T, Chavanon O, Bessard J, Guy A, Stanke-Labesque F, Rossi JC, Bessard G. The 5-series F_2-isoprostanes possess no vasomotor effects in the rat thoracic aorta, the human internal mammary artery and the human saphenous vein. *Br J Pharmacol.* 2002;135(5):1276-80.

Mattsson N, Haghighi S, Andersen O, Yao Y, Rosengren L, Blennow K, Praticò D, Zetterberg H. Elevated cerebrospinal fluid F_2-isoprostane levels indicating oxidative stress in healthy siblings of multiple sclerosis patients. *Neurosci Lett.* 2007;414(3):233-6.

Mavria G, Vercoulen Y, Yeo M, Paterson H, Karasarides M, Marais R, Bird D, Marshall CJ. ERK-MAPK signaling opposes Rho-kinase to promote endothelial cell survival and sprouting during angiogenesis. *Cancer Cell.* 2006;9(1):33-44.

McCord JM, Fridovich I. Superoxide dismutase. An enzymic function for erythrocuprein (hemocuprein). *J Biol Chem.* 1969 Nov 25;244(22):6049-55.

Meagher EA, Barry OP, Burke A, Lucey MR, Lawson JA, Rokach J, FitzGerald GA. Alcohol-induced generation of lipid peroxidation products in humans. *J Clin Invest.* 1999;104(6):805-13.

Miggin SM, Kinsella BT. Expression and tissue distribution of the mRNAs encoding the human thromboxane A_2 receptor (TP) alpha and beta isoforms. *Biochim Biophys Acta.* 1998;1425(3):543-59.

Miggin SM, Kinsella BT. Regulation of extracellular signal-regulated kinase cascades by alpha- and beta-isoforms of the human thromboxane A_2 receptor. *Mol Pharmacol.* 2002;61(4):817-31.

Miggin SM, Kinsella BT. Thromboxane A_2 receptor mediated activation of the mitogen activated protein kinase cascades in human uterine smooth muscle cells. *Biochim Biophys Acta.* 2001;1539(1-2):147-62.

Montine TJ, Neely MD, Quinn JF, Beal MF, Markesbery WR, Roberts LJ, Morrow JD. Lipid peroxidation in aging brain and Alzheimer's disease. *Free Radic Biol Med.* 2002;33(5):620-6.

Montuschi P, Barnes PJ, Roberts LJ 2nd. Isoprostanes: markers and mediators of oxidative stress. *FASEB J.* 2004;18(15):1791-800.

Montuschi P, Collins JV, Ciabattoni G, Lazzeri N, Corradi M, Kharitonov SA, Barnes PJ. Exhaled 8-isoprostane as an in vivo biomarker of lung oxidative stress in patients with COPD and healthy smokers. *Am J Respir Crit Care Med.* 2000a;162(3 Pt 1):1175-7.

Montuschi P, Corradi M, Ciabattoni G, Nightingale J, Kharitonov SA, Barnes PJ. Increased 8-isoprostane, a marker of oxidative stress, in exhaled condensate of asthma patients. *Am J Respir Crit Care Med.* 1999;160(1):216-20.

Montuschi P, Kharitonov SA, Ciabattoni G, Corradi M, van Rensen L, Geddes DM, Hodson ME, Barnes PJ. Exhaled 8-isoprostane as a new non-invasive biomarker of oxidative stress in cystic fibrosis. *Thorax.* 2000b;55(3):205-9.

Morrow JD, Frei B, Longmire AW, Gaziano JM, Lynch SM, Shyr Y, Strauss WE, Oates JA, Roberts LJ 2nd. Increase in circulating products of lipid peroxidation

(F_2-isoprostanes) in smokers. Smoking as a cause of oxidative damage. *N Engl J Med.* 1995;332(18):1198-203.

Morrow JD, Hill KE, Burk RF, Nammour TM, Badr KF, Roberts LJ 2nd. A series of prostaglandin F_2-like compounds are produced in vivo in humans by a non-cyclooxygenase, free radical-catalyzed mechanism. *Proc Natl Acad Sci U S A.* 1990;87(23):9383-7.

Morrow JD, Roberts LJ. The isoprostanes: Unique bioactive products of lipid peroxidation. *Prog Lipid Res.* 1997;36(1):1-21.

Mullis KB, Faloona FA. Specific synthesis of DNA in vitro via a polymerase-catalyzed chain reaction. *Methods Enzymol.* 1987;155:335-50.

Nagy JA, Senger DR. VEGF-A, cytoskeletal dynamics, and the pathological vascular phenotype. *Exp Cell Res.* 2006;312(5):538-48.

Nakahata N. Thromboxane A_2: physiology/pathophysiology, cellular signal transduction and pharmacology. *Pharmacol Ther.* 2008;118(1):18-35.

Nelson AR, Fingleton B, Rothenberg ML, Matrisian LM. Matrix metalloproteinases: biologic activity and clinical implications. *J Clin Oncol.* 2000;18(5):1135-49.

Nelson SK, Bose SK, Grunwald GK, Myhill P, McCord JM. The induction of human superoxide dismutase and catalase in vivo: A fundamentally new approach to antioxidant therapy. *Free Radic Biol Med.* 2006;40(2):341-7.

Nguyen NB, Callaghan KD, Ghio AJ, Haile DJ, Yang F. Hepcidin expression and iron transport in alveolar macrophages. *Am J Physiol Lung Cell Mol Physiol.* 2006;291(3):L417-25.

Nie D, Lamberti M, Zacharek A, Li L, Szekeres K, Tang K, Chen Y, Honn KV. Thromboxane A_2 regulation of endothelial cell migration, angiogenesis, and tumor metastasis. *Biochem Biophys Res Commun.* 2000;267(1):245-51.

Nielsen P, Heinrich HC. Metabolism of iron from (3,5,5-trimethylhexanoyl)ferrocene in rats. A dietary model for severe iron overload. *Biochem Pharmacol.* 1993;45(2):385-91.

Nishita M, Wang Y, Tomizawa C, Suzuki A, Niwa R, Uemura T, Mizuno K. Phosphoinositide 3-kinase-mediated activation of cofilin phosphatase Slingshot and its role for insulin-induced membrane protrusion. *J Biol Chem.* 2004;279(8):7193-8.

Norel X. Prostanoid receptors in the human vascular wall. *Scientific World Journal.* 2007;7:1359-74.

Piperno A, Trombini P, Gelosa M, Mauri V, Pecci V, Vergani A, Salvioni A, Mariani R, Mancia G. Increased serum ferritin is common in men with essential hypertension. *J Hypertens.* 2002;20(8):1513-8.

Poss KD, Tonegawa S. Reduced stress defense in heme oxygenase 1-deficient cells. *Proc Natl Acad Sci U S A.* 1997;94(20):10925-30.

Praticò D, Basili S, Vieri M, Cordova C, Violi F, Fitzgerald GA. Chronic obstructive pulmonary disease is associated with an increase in urinary levels of isoprostane $F_{2\alpha}$-III, an index of oxidant stress. *Am J Respir Crit Care Med.* 1998;158(6):1709-14.

Praticò D, Clark CM, Lee VM, Trojanowski JQ, Rokach J, FitzGerald GA. Increased 8,12-iso-iPF$_{2\alpha}$-VI in Alzheimer's disease: correlation of a noninvasive index of lipid peroxidation with disease severity. *Ann Neurol.* 2000;48(5):809-12.

Praticò D, Iuliano L, Mauriello A, Spagnoli L, Lawson JA, Rokach J, Maclouf J, Violi F, FitzGerald GA. Localization of distinct F_2-isoprostanes in human atherosclerotic lesions. *J Clin Invest.* 1997;100(8):2028-34.

Raychowdhury MK, Yukawa M, Collins LJ, McGrail SH, Kent KC, Ware JA. Alternative splicing produces a divergent cytoplasmic tail in the human endothelial thromboxane A_2 receptor. *J Biol Chem.* 1994;269(30):19256-61.

Reilly M, Delanty N, Lawson JA, FitzGerald GA. Modulation of oxidant stress in vivo in chronic cigarette smokers. *Circulation.* 1996;94(1):19-25.

Reilly MP, Delanty N, Roy L, Rokach J, Callaghan PO, Crean P, Lawson JA, FitzGerald GA. Increased formation of the isoprostanes IPF$_{2\alpha}$-I and 8-epi-prostaglandin $F_{2\alpha}$ in acute coronary angioplasty: evidence for oxidant stress during coronary reperfusion in humans. *Circulation.* 1997;96(10):3314-20.

Reilly MP, Praticò D, Delanty N, DiMinno G, Tremoli E, Rader D, Kapoor S, Rokach J, Lawson J, FitzGerald GA. Increased formation of distinct F_2 isoprostanes in hypercholesterolemia. *Circulation.* 1998;98(25):2822-8.

Ridley AJ. Rho GTPases and cell migration. *J Cell Sci.* 2001;114(Pt 15):2713-22.

Roberts LJ, Morrow JD. Measurement of F_2-isoprostanes as an index of oxidative stress in vivo. *Free Radic Biol Med.* 2000;28(4):505-13.

Roest M, van der Schouw YT, de Valk B, Marx JJ, Tempelman MJ, de Groot PG, Sixma JJ, Banga JD. Heterozygosity for hereditary hemochromatosis gene is associated with cardiovascular mortality in women. *Circulation.* 1999;100(12):1268-73.

Rokach J, Khanapure SP, Hwang SW, Adiyaman M, Lawson JA, FitzGerald GA. Nomenclature of Isoprostanes: A Proposal. *Prostaglandins.* 1997;54(6):853-873.

Salonen JT, Nyyssönen K, Korpela H, Tuomilehto J, Seppänen R, Salonen R. High stored iron levels are associated with excess risk of myocardial infarction in eastern Finnish men. *Circulation.* 1992;86(3):803-11.

Sasaki M, Sukegawa J, Miyosawa K, Yanagisawa T, Ohkubo S, Nakahata N. Low expression of cell-surface thromboxane A_2 receptor beta-isoform through the negative regulation of its membrane traffic by proteasomes. *Prostaglandins Other Lipid Mediat.* 2007;83(4):237-49.

Schmid AC, Byrne RD, Vilar R, Woscholski R. Bisperoxovanadium compounds are potent PTEN inhibitors. *FEBS Lett.* 2004;566(1-3):35-8.

Schwedhelm E, Bartling A, Lenzen H, Tsikas D, Maas R, Brümmer J, Gutzki FM, Berger J, Frölich JC, Böger RH. Urinary 8-iso-prostaglandin F2alpha as a risk marker in patients with coronary heart disease: a matched case-control study. *Circulation.* 2004;109(7):843-8.

Schwedhelm E, Maas R, Troost R, Böger RH. Clinical pharmacokinetics of antioxidants and their impact on systemic oxidative stress. *Clin Pharmacokinet.* 2003;42(5):437-59

Schwedhelm E, Tsikas D, Durand T, Gutzki FM, Guy A, Rossi JC, Frölich JC. Tandem mass spectrometric quantification of 8-iso-prostaglandin F2alpha and its metabolite 2,3-dinor-5,6-dihydro-8-iso-prostaglandin F2alpha in human urine. *J Chromatogr B Biomed Sci Appl.* 2000;744(1):99-112.

Scott RW, Olson MF. LIM kinases: function, regulation and association with human disease. *J Mol Med.* 2007;85(6):555-68.

Sergi C, Himbert U, Weinhardt F, Heilmann W, Meyer P, Beedgen B, Zilow E, Hofmann WJ, Linderkamp O, Otto HF. Hepatic failure with neonatal tissue siderosis of hemochromatotic type in an infant presenting with meconium ileus. Case report and differential diagnosis of the perinatal iron storage disorders. *Pathol Res Pract.* 2001;197(10):699-709.

Shishehbor MH, Zhang R, Medina H, Brennan ML, Brennan DM, Ellis SG, Topol EJ, Hazen SL. Systemic elevations of free radical oxidation products of arachidonic acid are associated with angiographic evidence of coronary artery disease. *Free Radic Biol Med.* 2006;41(11):1678-83.

Sies H. Oxidative stress: oxidants and antioxidants. *Exp Physiol.* 1997;82(2):291-5.

Sies H. Strategies of antioxidant defense. *Eur J Biochem.* 1993;215(2):213-9.

Smith CP, Thévenod F. Iron transport and the kidney. *Biochim Biophys Acta.* 2009;1790(7):724-30.

Staff AC, Ranheim T, Henriksen T, Halvorsen B. 8-Iso-prostaglandin f(2alpha) reduces trophoblast invasion and matrix metalloproteinase activity. *Hypertension.* 2000;35(6):1307-13.

Stahl GL, Darius H, Lefer AM. Antagonism of thromboxane actions in the isolated perfused rat heart. *Life Sci.* 1986;38(22):2037-41.

Stambolic V, Suzuki A, de la Pompa JL, Brothers GM, Mirtsos C, Sasaki T, Ruland J, Penninger JM, Siderovski DP, Mak TW. Negative regulation of PKB/Akt-dependent cell survival by the tumor suppressor PTEN. *Cell.* 1998;95(1):29-39.

Stocker R, Keaney JF Jr. Role of Oxidative Modifications in Atherosclerosis. *Physiol Rev.* 2004;84(4):1381-478.

Taber DF, Morrow JD, Roberts LJ 2nd. A Nomenclature System for the Isoprostanes. *Prostaglandins.* 1997;53(2):63-67.

Takahashi K, Nammour TM, Fukunaga M, Ebert J, Morrow JD, Roberts LJ 2nd, Hoover RL, Badr KF. Glomerular actions of a free radical-generated novel prostaglandin, 8-epi-prostaglandin $F_{2\alpha}$, in the rat. Evidence for interaction with thromboxane A_2 receptors. *J Clin Invest.* 1992;90(1):136-41.

Tamura M, Gu J, Matsumoto K, Aota S, Parsons R, Yamada KM. Inhibition of cell migration, spreading, and focal adhesions by tumor suppressor PTEN. *Science.* 1998;280(5369):1614-7.

Tang M, Cyrus T, Yao Y, Vocum L, Pratico D. Involvement of Thromboxane Receptor in the proatherogenic effect of isoprostane $F_{2\alpha}$-III. *Circulation.* 2005;112:2867-74.

Tazzeo T, Miller J, Janssen LJ. Vasoconstrictor responses, and underlying mechanisms, to isoprostanes in human and porcine bronchial arterial smooth muscle. *Br J Pharmacol.* 2003;140(4):759-63.

Thomas DW, Mannon RB, Mannon PJ, Latour A, Oliver JA, Hoffman M, Smithies O, Koller BH, Coffman TM. Coagulation defects and altered hemodynamic responses in mice lacking receptors for thromboxane A_2. *J Clin Invest.* 1998;102(11):1994-2001.

Tsikas D, Schwedhelm E, Suchy MT, Niemann J, Gutzki FM, Erpenbeck VJ, Hohlfeld JM, Surdacki A, Frölich JC. Divergence in urinary 8-iso-$PGF_{2\alpha}$ ($iPF_{2\alpha}$-III, 15-F_{2t}-IsoP) levels from gas chromatography-tandem mass spectrometry quantification after thin-layer chromatography and immunoaffinity column chromatography reveals heterogeneity of 8-iso-$PGF_{2\alpha}$. Possible methodological, mechanistic and clinical implications. *J Chromatogr B Analyt Technol Biomed Life Sci.* 2003;794(2):237-55.

Ushikubi F, Nakajima M, Hirata M, Okuma M, Fujiwara M, Narumiya S. Purification of the thromboxane A_2/prostaglandin H_2 receptor from human blood platelets. *J Biol Chem.* 1989;264(28):16496-501.

Valavanidis A, Vlachogianni T, Fiotakis C. 8-hydroxy-2' -deoxyguanosine (8-OHdG): A critical biomarker of oxidative stress and carcinogenesis. *J Environ Sci Health C Environ Carcinog Ecotoxicol Rev.* 2009;27(2):120-39.

Valko M, Leibfritz D, Moncol J, Cronin MT, Mazur M, Telser J. Free radicals and antioxidants in normal physiological functions and human disease. *Int J Biochem Cell Biol.* 2007;39(1):44-84.

van Nieuw Amerongen GP, Koolwijk P, Versteilen A, van Hinsbergh VW. Involvement of RhoA/Rho kinase signaling in VEGF-induced endothelial cell migration and angiogenesis in vitro. *Arterioscler Thromb Vasc Biol.* 2003;23(2):211-7.

van Nieuw Amerongen GP, van Hinsbergh VW. Cytoskeletal effects of rho-like small guanine nucleotide-binding proteins in the vascular system. *Arterioscler Thromb Vasc Biol.* 2001;21(3):300-11.

Vassalle C, Botto N, Andreassi MG, Berti S, Biagini A. Evidence for enhanced 8-isoprostane plasma levels, as index of oxidative stress in vivo, in patients with coronary artery disease. *Coron Artery Dis.* 2003;14(3):213-8.

Vemula S, Shi J, Hanneman P, Wei L, Kapur R. ROCK1 functions as a suppressor of inflammatory cell migration by regulating PTEN phosphorylation and stability. *Blood.* 2010;115(9):1785-96.

Vezza R, Habib A, FitzGerald GA. Differential signaling by the thromboxane receptor isoforms via the novel GTP-binding protein, Gh. *J Biol Chem.* 1999;274(18):12774-9.

Wagner RS, Weare C, Jin N, Mohler ER, Rhoades RA. Characterization of signal transduction events stimulated by 8-epi-prostaglandin(PG)$F_{2\alpha}$ in rat aortic rings. *Prostaglandins.* 1997;54(2):581-99.

Walsh M, Foley JF, Kinsella BT. Investigation of the role of the carboxyl-terminal tails of the alpha and beta isoforms of the human thromboxane A_2

receptor (TP) in mediating receptor:effector coupling. *Biochim Biophys Acta.* 2000;1496(2-3):164-82.

Walsh MT, Foley JF, Kinsella BT. Characterization of the role of N-linked glycosylation on the cell signaling and expression of the human thromboxane A_2 receptor alpha and beta isoforms. *J Pharmacol Exp Ther.* 1998;286(2):1026-36.

Waugh RJ, Morrow JD, Roberts LJ 2nd, Murphy RC. Identification and relative quantitation of F_2-isoprostane regioisomers formed in vivo in the rat. *Free Radic Biol Med.* 1997;23(6):943-54.

Wikström K, Kavanagh DJ, Reid HM, Kinsella BT. Differential regulation of RhoA-mediated signaling by the TPα and TPβ isoforms of the human thromboxane A_2 receptor: independent modulation of TPα signaling by prostacyclin and nitric oxide. *Cell Signal.* 2008;20(8):1497-512.

Wilson SH, Best PJ, Lerman LO, Holmes DR Jr, Richardson DM, Lerman A. Enhanced coronary vasoconstriction to oxidative stress product, 8-epi-prostaglandin$F_{2\alpha}$, in experimental hypercholesterolemia. *Cardiovasc Res.* 1999;44(3):601-7.

Wolfram R, Oguogho A, Palumbo B, Sinzinger H. Enhanced oxidative stress in coronary heart disease and chronic heart failure as indicated by an increased 8-epi-$PGF_{2\alpha}$. *Eur J Heart Fail.* 2005;7(2):167-72.

Yura T, Fukunaga M, Khan R, Nassar GN, Badr KF, Montero A. Free-radical-generated F_2-isoprostane stimulates cell proliferation and endothelin-1 expression on endothelial cells. *Kidney Int.* 1999;56(2):471-8.

Zachary I, Gliki G. Signaling transduction mechanisms mediating biological actions of the vascular endothelial growth factor family. *Cardiovasc Res.* 2001;49(3):568-81.

Zahler S, Becker BF. Indirect enhancement of neutrophil activity and adhesion to cultured human umbilical vein endothelial cells by isoprostanes ($iPF_{2\alpha}$-III and iPE_2-III). *Prostaglandins Other Lipid Mediat.* 1999;57(5-6):319-31.

Zhao ZS, Manser E. PAK and other Rho-associated kinases-effectors with surprisingly diverse mechanisms of regulation. *Biochem J.* 2005;386(2):201-14.

8 Danksagung

Mein besonderer Dank gilt Herrn Prof. Dr. Rainer H. Böger für die Aufnahme in seine Arbeitsgruppe, die Vergabe der Promotionsarbeit und die umfassende Betreuung dieser Arbeit.

Herrn Prof. Dr. Thomas Eschenhagen danke ich für die Möglichkeit, Teile der Versuche an Geräten im Institut für Experimentelle Pharmakologie und Toxikologie durchführen zu können.

Herrn Prof. Dr. Hans-Jürgen Duchstein danke ich für die Vertretung dieser Arbeit gegenüber dem Fachbereich Chemie und für die Übernahme des zweiten Gutachtens.

Mein größter Dank gilt Dr. Edzard Schwedhelm für sein offenes Ohr in allen Phasen dieser Arbeit und für die vielen fruchtbaren Diskussionen. Außerdem für die immerwährende Unterstützung und ständige Motivation. Dr. Friedrich Schulze möchte ich für die kollegiale Einweisung in die Grundzüge der Zellkultur danken, die einen guten Grundstein für diese Arbeit gelegt hat. Herrn Prof. Dr. Ralf Benndorf und Dr. Nicole Lüneburg danke ich für viele nützliche Tipps.

Allen aktuellen und ehemaligen Kollegen des Instituts - vor allem Sandra Maak, Cornelia Wörmann, Anna Steenpass und Mariola Kastner - möchte ich für die kollegiale Zusammenarbeit, die ständige Hilfsbereitschaft und die ausgezeichnete Arbeitsatmosphäre danken.

Einen ganz großen Anteil an dieser Arbeit haben die im Doktorandenzimmer entstandenen Freundschaften, speziell zu Dorothee Atzler, Thomas Lutz und Susann Groschke, die Freud und Leid mit mir geteilt haben.

Mein aufrichtigster Dank gilt meinen Eltern, die mir meinen bisherigen Lebensweg ermöglicht haben und mir jederzeit zur Seite standen. Außerdem meinen Brüdern Thorsten und Jan-Frederik und meinen Freundinnen, vor allem Janne, die mir immer mit aufmunternden Worten beigestanden haben.

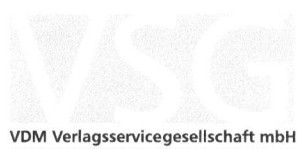

VDM Verlagsservicegesellschaft mbH

Die VDM Verlagsservicegesellschaft sucht für wissenschaftliche Verlage abgeschlossene und herausragende

Dissertationen, Habilitationen, Diplomarbeiten, Master Theses, Magisterarbeiten usw.

für die kostenlose Publikation als Fachbuch.

Sie verfügen über eine Arbeit, die hohen inhaltlichen und formalen Ansprüchen genügt, und haben Interesse an einer honorarvergüteten Publikation?

Dann senden Sie bitte erste Informationen über sich und Ihre Arbeit per Email an *info@vdm-vsg.de*.

Sie erhalten kurzfristig unser Feedback!

VDM Verlagsservicegesellschaft mbH
Dudweiler Landstr. 99
D - 66123 Saarbrücken

Telefon +49 681 3720 174
Fax +49 681 3720 1749

www.vdm-vsg.de

Die VDM Verlagsservicegesellschaft mbH vertritt

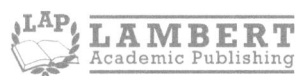
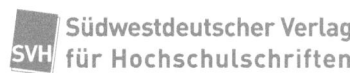

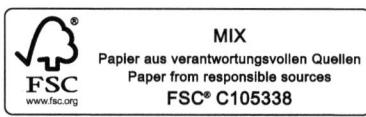

Printed by Books on Demand GmbH, Norderstedt / Germany